Bhuvan Nagpal
Usha Hegde
Archana Srinivasyaiah

Conceitos Recentes de Odontogénese com Aspectos Aplicados

Bhuvan Nagpal
Usha Hegde
Archana Srinivasyaiah

Conceitos Recentes de Odontogénese com Aspectos Aplicados

Inclui os mecanismos moleculares que controlam a odontogénese e as anomalias do dente

ScienciaScripts

Imprint

Cover image: www.ingimage.com

This book is a translation from the original published under ISBN 978-3-659-86309-7.

Publisher:
Sciencia Scripts
is a trademark of
Dodo Books Indian Ocean Ltd. and OmniScriptum S.R.L publishing group

120 High Road, East Finchley, London, N2 9ED, United Kingdom
Str. Armeneasca 28/1, office 1, Chisinau MD-2012, Republic of Moldova, Europe
Managing Directors: Ieva Konstantinova, Victoria Ursu
info@omniscriptum.com

Printed at: see last page
ISBN: 978-620-8-37312-2

ÍNDICE

CAPÍTULO 1. INTRODUÇÃO

"A dentição dos vertebrados é um enigma evolutivo. É um sistema de órgãos crítico para a sobrevivência e, no entanto, está entre os caracteres mais variáveis na história dos vertebrados."[1]

A odontogénese trata do desenvolvimento dos vários tecidos dos dentes (esmalte, dentina, polpa e cemento) e das estruturas paradentárias que participam na fixação dos dentes no seu alvéolo (ligamento periodontal, processo alveolar).[1]

Os dentes são apêndices altamente mineralizados encontrados na entrada do canal alimentar de invertebrados e vertebrados. Estão associados principalmente à preensão e processamento de alimentos, mas também servem frequentemente outras funções, como defesa, demonstração de domínio e alterações fonéticas em humanos.[2]

A dentição humana pode ser descrita como difiodonte (duas séries de dentes no seu ciclo de vida) e heterodonte (diferentes tipos de dentes, como incisivos, caninos, pré-molares e molares). Passando do aspeto exterior para o interior, a parte do dente (coroa) na cavidade oral é coberta por esmalte, o tecido mais duro do corpo humano. No interior do esmalte encontra-se a dentina, que é menos calcificada do que o esmalte, mas que constitui a maior parte do dente. A dentina rodeia a polpa, que é rica em células semelhantes a fibroblastos, vasos sanguíneos e nervos. A parte do dente dentro do alvéolo ósseo é coberta por cemento que envolve a dentina e a polpa. O dente é mantido no lugar pelo ligamento periodontal.[3]

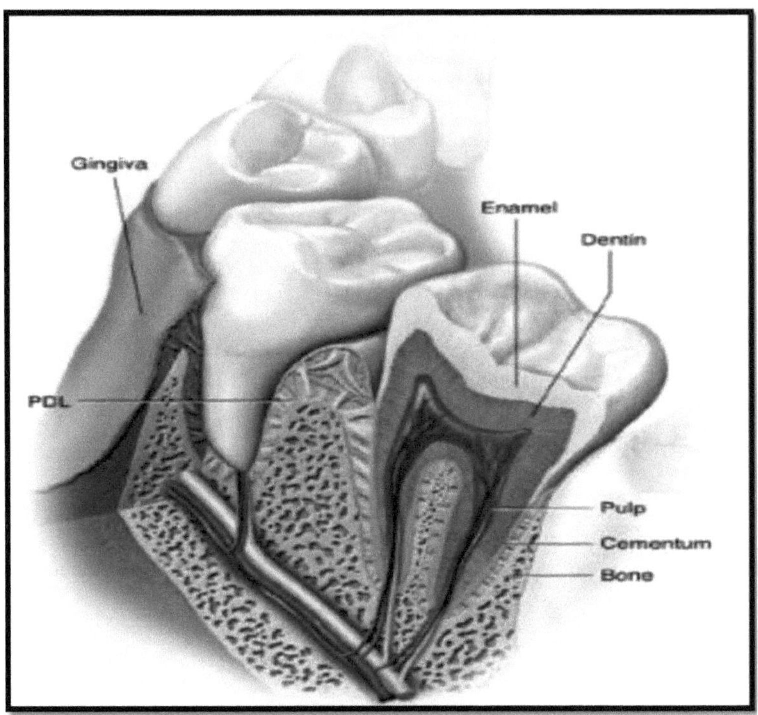

Fig1: Estrutura do dente.[1]

A odontogénese é um processo altamente coordenado e complexo que assenta na interação entre células e que resulta na iniciação e formação do dente. Os processos histológicos grosseiros estão bem documentados, mas os mecanismos envolvidos a nível molecular só agora começam a ser elucidados devido à revolução nas técnicas de biologia molecular que ocorreu na última década.[3]

Durante o seu desenvolvimento inicial, os germes dentários apresentam muitas semelhanças morfológicas e moleculares com outros apêndices epiteliais em desenvolvimento, tais como folículos pilosos, glândulas mamárias e salivares, pulmões, rins, etc. O germe dentário em desenvolvimento, que é um modelo de organogénese acessível experimentalmente, constitui uma ferramenta poderosa para elucidar os mecanismos moleculares que controlam o desenvolvimento destes órgãos.[4]

Nos últimos anos têm-se registado enormes avanços no sentido de uma melhor compreensão da regulação do desenvolvimento dos dentes. O imenso interesse por este tema justifica-se uma vez que, para além do seu mérito científico intrínseco, as anomalias congénitas dos dentes representam 20% de todas as doenças hereditárias.[2]

As variações na anatomia do dente são frequentemente ignoradas. As anomalias que ocorrem durante a odontogénese podem revelar uma série de condições subjacentes que incluem anomalias genéticas, distúrbios nutricionais, alterações ambientais, infecções e muitas outras. Assim, uma compreensão adequada dos vários mecanismos da odontogénese e das suas anomalias é da maior importância para os patologistas orais.[2]

CAPÍTULO 2. A EVOLUÇÃO DA DENTIÇÃO

Do ponto de vista evolutivo-desenvolvimental, há quatro caraterísticas importantes que fazem dos dentes um sistema modelo atrativo e que são as seguintes [5]

1. Os padrões das cúspides, as formas dos dentes e a sua disposição num padrão dentário são únicos para uma espécie e são tão indicativos de uma espécie como o seu ADN.

2. Uma vez que o padrão dentário está ligado à alimentação e, consequentemente, à sobrevivência, as alterações no padrão dentário constituem uma base importante para as adaptações ligadas à exploração de novos nichos de alimentação.

3. O desenvolvimento dos dentes é um processo simples que envolve apenas dois tipos de células diferentes.

4. O desenvolvimento dos dentes embrionários pode ser facilmente cultivado in vitro para recapitular completamente o desenvolvimento normal.

De forma simplista, acredita-se que a evolução dos dentes ocorreu por um de dois mecanismos diferentes:[5]

1. Os dentes evoluíram independentemente das mandíbulas a partir de dentículos faríngeos, semelhantes aos encontrados em muitas espécies extintas de peixes, como o peixe-zebra.

2. Os dentes evoluíram ao mesmo tempo que as mandíbulas, através da internalização de dentículos cutâneos (armadura dérmica) semelhantes aos encontrados nos tubarões actuais.

Os dentes com a anatomia microscópica básica semelhante à dos vertebrados recentes apareceram pela primeira vez no ordovícico, há cerca de 460 milhões de anos. Alguns peixes sem mandíbula desenvolveram estruturas dérmicas superficiais conhecidas como odontódios. Estas pequenas estruturas semelhantes a dentes estavam localizadas fora da boca e tinham várias funções, incluindo proteção, sensação e vantagem hidrodinâmica. A invasão dos odontódeos na cavidade orofaríngea deu origem aos dentes bucais, que cobriam toda a superfície e, mais tarde, foram localizados nas margens da mandíbula. Os hábitos alimentares e as adaptações ecológicas levaram os dentes dos vertebrados a adquirir numerosas formas anatómicas, representadas pelos incisivos, caninos, pré-molares e molares.[2]

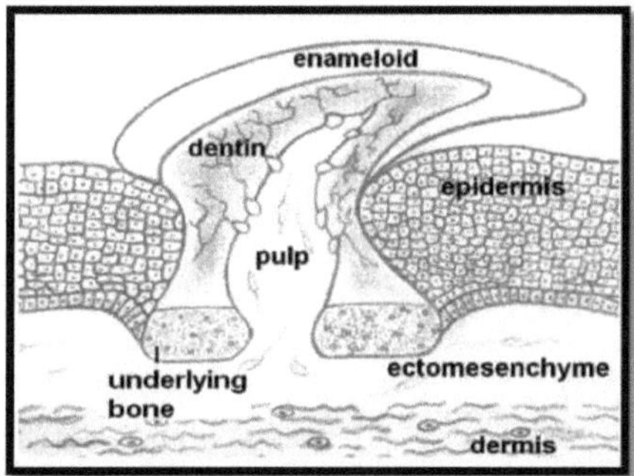

Fig 2: Odontodes, os ancestrais dos dentes, pareciam escamas placóides de tubarões recentes. Os odontodes consistiam num cone de dentina com uma cavidade pulpar e coberto por um tecido hipermineralizado como o esmalte ou o enameloide. Estavam ligados ao tegumento por uma base óssea.[2]

As variações no número de dentes podem representar um fator importante para a diversificação dos mamíferos. O percurso evolutivo dos peixes para os répteis e para os mamíferos é caracterizado por uma redução do número de dentes (da poliodontina para a oligodontina) e das suas gerações (polifiodontina para di/monofiodontina), bem como por um aumento da complexidade morfológica dos dentes (da homodontina para a heterodontina).[2]

As alterações no número e na morfologia dos dentes podem refletir um fator significativo na geração de novas espécies de mamíferos. A caraterística mais comum é a perda de dentes como resultado da mutação em genes relacionados com os dentes. Vale a pena notar que, nos mamíferos placentários, os dentes tendem a desaparecer ao longo da evolução numa ordem oposta à ordem do seu aparecimento durante a erupção. Um modelo de reação/difusão da morfogénese tem sido utilizado para explicar este fenómeno. De acordo com estes modelos, as estruturas repetidas surgem como resultado da coordenação de duas moléculas, um ativador e um inibidor. Os dentes localizados a uma distância do centro do campo morfogenético tendem a desaparecer devido à atenuação do campo.[2]

A dieta e a mastigação são consideradas os factores centrais da evolução dos dentes. Existe uma forte correlação entre a forma dos dentes e os hábitos alimentares. A evolução baseada nestes aspectos permitiu uma exploração muito mais eficiente da energia calórica dos alimentos. Os dentes começaram a evoluir de uma forma concebida para apanhar e segurar a presa para uma forma concebida para uma melhor mastigação dos alimentos. A evolução da mandíbula e dos dentes dos mamíferos criou superfícies oclusais adequadas a uma grande variedade de alimentos. Os organismos triconodontes tinham três cúspides principais dispostas mais ou menos em linha reta. Nos organismos simetrodontes, a cúspide central foi separada das duas cúspides exteriores, de modo a formar um triângulo na superfície oclusal. Com a adição de estruturas complementares, a área da superfície oclusal foi dramaticamente aumentada, levando a um aumento na eficiência mastigatória dos molares.[2]

CAPÍTULO 3. ABORDAGENS PARA O ESTUDO DO DESENVOLVIMENTO DENTÁRIO

Existem várias abordagens experimentais para o estudo do desenvolvimento dentário. Destes, os três métodos mais utilizados que permitiram esclarecer consideravelmente os mecanismos da odontogénese são[3]

1. Análise genética do desenvolvimento dentário através de mutações em ratos
2. Cultura de órgãos e sistemas de recombinação
3. Linhas celulares estabelecidas

Análise genética do desenvolvimento dentário através de mutações em ratinhos:

O desenvolvimento dentário dos murinos provou ser um modelo poderoso para estudar a genética e os mecanismos moleculares do desenvolvimento dentário dos mamíferos.[4] Isto é possível principalmente devido à sua aptidão para a manipulação genética e embriológica. Os genes de engenharia podem ser permanentemente inseridos na linha germinal para produzir ratinhos transgénicos. Do mesmo modo, a seleção de genes pode produzir um knockout seletivo de genes que não têm expressão de genes específicos.[3]

Em primeiro lugar, é útil distinguir entre estas duas técnicas de base. Na tecnologia transgénica clássica, um gene é introduzido na linha germinal do ratinho por injeção pronuclear direta, sob o controlo do seu próprio promotor ou de um promotor heterólogo. A consequência normal da preparação de uma linhagem de ratinho transgénico que exprime em excesso ou ectopicamente um determinado produto genético é uma mutação dominante, de ganho de função, que pode ser transmitida à descendência e o seu fenótipo avaliado no contexto do desenvolvimento embrionário ou adulto.[6]

Na tecnologia knockout, um gene conhecido é selecionado para ser interrompido em células estaminais embrionárias (ES) através do princípio da recombinação homóloga. Após a reconstituição das células ES em ratinhos quiméricos e a transmissão da linha germinal, obtêm-se ratinhos portadores de uma mutação de perda de função, normalmente recessiva, num gene conhecido. Dois pontos relativos a esta técnica merecem especial atenção. Em primeiro lugar, um knockout pode não ser informativo se o gene cuja função é eliminada for necessário para a vitalidade embrionária antes do momento em que ocorre o processo de desenvolvimento que está a ser estudado. Em segundo lugar, muitos tecidos embrionários que normalmente expressam o tecido podem não exibir um fenótipo.[6]

Outro recurso genético que merece uma menção especial é a mutação espontânea que ocorre naturalmente no rato e que apresenta defeitos fenotípicos no desenvolvimento dos dentes. Estas mutações em ratos têm sido úteis apenas para estudos embriológicos e mutacionais.[6]

A dentição dos ratos, no entanto, difere significativamente da dentição humana. Os ratos só desenvolvem duas formas diferentes de dentes (três molares e um incisivo) na região onde os humanos têm caninos e pré-molares. Existe uma região desprovida de dentes nos ratos chamada diastema. Além disso, os ratos têm apenas uma dentição, enquanto os humanos têm duas (uma decídua e uma permanente).[4]

Cultura de órgãos e sistemas de recombinação:

Há mais de 100 anos que se sabe que é possível excisar rudimentos dentários de embriões de roedores e cultivá-los in vitro.[6]

1. Experiências que envolvem a utilização de métodos de cultura em gota suspensa - o meio de cultura é suplementado com plasma de pinto e extrato de embrião de pinto ou membrana corioalantóica de pinto, mostraram que é possível cultivar germes de dentes incisivos e molares até à fase de síntese da matriz de esmalte.

2. Na presença de 20% de soro de cavalo, 10% de extrato de embrião de galinha e 0,9M de ácido ascórbico, o germe do dente molar explantado E17 (fase de sino) pode ser cultivado através de um sistema de cultura de órgãos do tipo espátula até à fase de diferenciação de odontoblastos e ameloblastos.

3. Também foram descritas condições sem soro, nas quais os germes dentários do estágio E17 cap podem se desenvolver até o estágio de síntese da matriz de dentina e esmalte. São necessários métodos mais nutritivos, como o transplante para a câmara anterior do olho do rato, para permitir que os primeiros recombinantes de germes dentários se desenvolvam em cultura. Um aperfeiçoamento da técnica de cultura de explantes é a capacidade de implantar esferas de agarose ou heparina acrílica contendo vários factores de crescimento recombinantes no mesênquima dentário isolado.

Linhas celulares estabelecidas:

Existe uma relativa escassez de sistemas de cultura de células para o estudo do desenvolvimento dos primeiros dentes. A principal razão para isso está relacionada com as dificuldades na imortalização dos tecidos embrionários iniciais que mantêm o potencial de formação de dentes. Foi derivada uma série de linhas de células odontoblásticas utilizando um vetor de retrovírus sensível à temperatura com grande expressão de antigénio T e linhas de células odontoblásticas de rato MDPC-23. Foram também desenvolvidas linhas celulares com fenótipos de polpa dentária. Estas incluem a RDP4-1 e a RPC-C2A. Resta saber se estas linhas celulares têm uma ampla utilidade para a avaliação funcional de potenciais interações genéticas.[6]

CAPÍTULO 4. DESENVOLVIMENTO DO ROSTO

O ESTOMATODEU

O estomatodeu (futura boca) é uma depressão delimitada por uma protuberância produzida pelo cérebro cranialmente e pela cavidade pericárdica caudalmente. Três proeminências aparecem em torno do estomatodeu. São elas a proeminência frontonasal (acima) e as arcadas mandibulares direita e esquerda. O arco mandibular divide-se em um processo maxilar e um processo mandibular. Os processos mandibulares direito e esquerdo se encontram na linha média e se fundem. Formam o lábio inferior e o maxilar inferior. O lábio superior é formado pela fusão dos processos maxilares direito e esquerdo.[7]

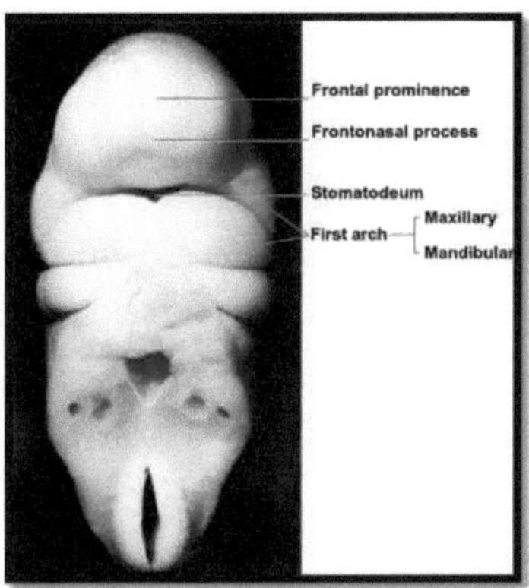

Fig. 3: Um embrião de 27 dias visto de frente. São visíveis os elementos iniciais do desenvolvimento facial e os limites do estomatodeu.[7]

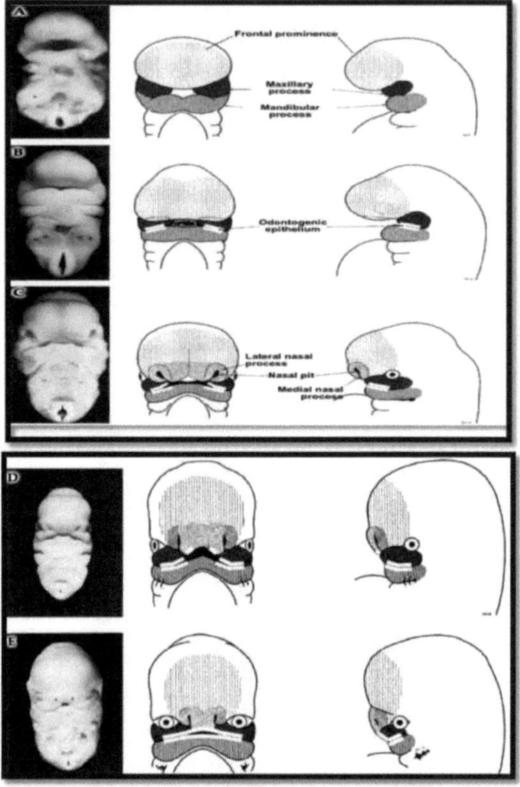

Fig 4: Desenvolvimento facial humano dos 24 aos 38 dias. As fotografias da coluna da esquerda mostram embriões reais; as colunas do meio e da direita são diagramas de vista frontal e lateral.[7]

A. Limites do estomatodeu num embrião de 26 dias

B. Um embrião de 27 dias de idade. O placode nasal está prestes a desenvolver-se, e o epitélio odontogénico pode ser identificado

C. Embrião de 34 dias. A fossa nasal é circundada pelos processos nasais lateral e medial

D. O embrião de 36 dias mostra a fusão de vários processos faciais que se completam aos 38 dias (E)

Ao microscópio de luz, o epitélio primitivo, com duas ou três células de espessura, cobre o tecido conjuntivo embrionário, que é denominado ectomesênquima, uma vez que as células da crista neural migraram para o mesmo. Nas secções coradas com H&E, as células epiteliais aparecem vazias, uma vez que o glicogénio nestas células é eliminado durante a preparação do tecido.[7]

O ectoderma estomodeal é constituído por uma membrana basal sobre a qual repousam as células basais de forma cuboidal. As células que cobrem a camada basal têm uma espessura de quatro a cinco camadas de células e são mais arredondadas. As superficiais são mais escamóides. A microscopia eletrónica revela que as células estão ligadas por desmossomas e que as células mais superficiais são pobres em organelos.[1] O ectomesênquima é constituído por algumas células fusiformes separadas por uma substância gelatinosa.[7]

O papel das células da crista neural: À medida que o tubo neural se forma, o ectoderma dorsal sintetiza a proteína sinalizadora WNT6; enquanto na placa neural são produzidos membros da família BNP. Onde estes dois tecidos se cruzam, ocorre uma multiplicação ativa de células tanto na ectoderme como na neuroderme. Estas células em multiplicação expressam o gene FOXD3, que instrui estas células a formar duas filas longitudinais dorsais de ectomesênquima em ambos os lados do tubo neural para criar uma população transitória de células altamente nómadas, as células da crista neural.[2]

A origem da linhagem das células ectodérmicas orais nos mamíferos ainda não foi determinada com exatidão, mas a crista neural anterior rostroventral às CNC migratórias (células da crista neural craniana) produz o epitélio neural da cabeça, incluindo os placódios olfactivos, a bolsa de Rathke e o epitélio oral. As células ectomesenquimatosas dos processos faciais em desenvolvimento que participam no desenvolvimento dos dentes formam-se a partir das células da crista neural craniana (CNC).[8] Quando o movimento das células da crista neural injetadas com corante foi rastreado em culturas de órgãos de arcos dentários em desenvolvimento, foi demonstrado que as células da crista neural do mesencéfalo posterior e, em menor grau, do mesencéfalo anterior formam o ectomesênquima dentário.[8]

A incapacidade do ectomesênquima da crista neural de migrar normalmente para locais apropriados durante o desenvolvimento craniofacial leva a graves defeitos de desenvolvimento, incluindo a ausência de dentes (anodontia) e ossos maxilares subdesenvolvidos (micrognatia).[8]

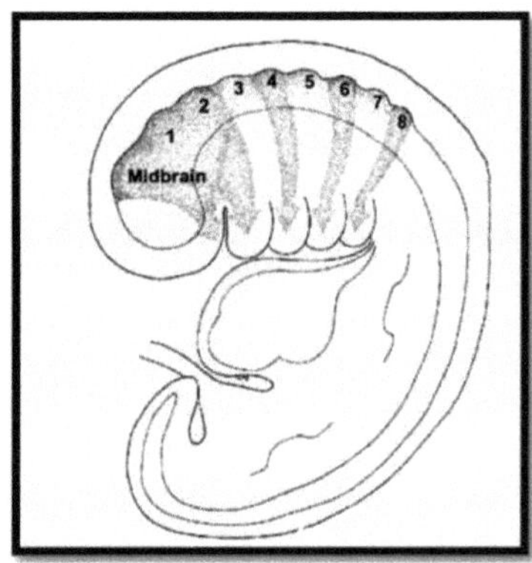

Fig 5: A origem e o padrão de migração da crista neural para o sistema de desenvolvimento da face e do arco branquial. O mesencéfalo e os rombômeros 1 e 2 contribuem para a face e o primeiro arco branquial.[7]

A análise de linhagens e de células demonstrou uma grande variedade de destinos celulares provenientes de células CNC, incluindo neurónios. Neuroglia, células musculares lisas, células C produtoras de calcitonina, melanócitos, adipócitos, células mesenquimatosas, fibroblastos, cementoblastos, odontoblastos, condroblastos, condrócitos, osteoblastos e osteócitos. A capacidade única das células CNC de se desenvolverem em tecido esquelético duro distingue-as das células tronco da crista neural nos vertebrados superiores, cuja cartilagem e osso noutras partes do corpo têm origem mesodérmica.[9]

Estabelecimento do eixo oral-aboral: Até à data, os primeiros marcadores mesenquimais para a formação dos dentes são os genes do domínio *lim-homeobox* (factores de transcrição), *lhx-6* e *lhx-7*.[9] A expressão de *lhx-6* e *lhx-7* é restrita ao epitélio oral nos locais de formação dos dentes, enquanto Gsc é expresso posteriormente no ectomesênquima que não forma arco.[10] O ectoderma expressa uma ampla gama de moléculas sinalizadoras, fatores de crescimento de fibroblastos (Fgfs), Bmps, Wnts e proteínas hedgehog (HHs), e é a restrição da expressão de Fgf8 ao ectoderma oral que parece estabelecer o eixo ântero-posterior do primeiro arco branquial. A restrição da expressão de Gsc ao mesênquima aboral envolve a repressão por células que expressam lhx6/7, embora o mecanismo que restringe a expressão de lhx6/7 ao mesênquima oral seja independente de Gsc e esteja mais provavelmente relacionado à distância da fonte de Fgf8. A endotelina 1 é expressa em todo o epitélio mandibular e parece atuar como um fator de manutenção do gene Gsc.[9]

As mutações específicas de lhx6 ou lhx7 não resultam em quaisquer defeitos dentários. Tais mutações revelaram-se apenas quando estas mutações são combinadas. Mutações em Gsc, no entanto, têm um fenótipo profundo do osso mandibular com truncamento severo, mas os dentes desenvolvem-se normalmente. Tanto a endotelina1 como o recetor de endotelina knock-outs têm um fenótipo mandibular semelhante ao da Gsc.[9]

O fator de transcrição Pitx2 define a área epitelial oral onde os dentes irão crescer.

A deleção de Pitx2 resulta na ausência completa de desenvolvimento dentário antes da formação do placódio. São necessários fortes sinais epiteliais para a formação dos placódios dentários. Várias moléculas de sinalização têm sido implicadas como activadoras (Fgfs, Wnts) ou inibidoras (Bmp) da formação dos placódios. As moléculas de ectodisplasina (Eda) também estão implicadas na formação da dentição em ratos. O aumento da sinalização Eda em ratinhos transgénicos contribui para placódios dentários maiores do que o normal e resulta na formação de dentes extra. Em contrapartida, a inativação de Eda resulta em agenesia parcial dos dentes e molares disformes. O fenótipo mais grave é causado pela deleção de P63 e Runx2, que causa a parada completa da formação de dentes.[11]

CAPÍTULO 5. ODONTOGÉNESE PRECOCE

O início do desenvolvimento dentário ocorre quando o comprimento coroa-nádega do embrião está entre 13 e 14 mm ou cerca de 6,5 semanas de gestação.[1] A banda epitelial primária forma uma folha contínua de epitélio em forma de ferradura em torno das margens laterais da cavidade oral em desenvolvimento e corresponde em posição às futuras arcadas dentárias. A formação destas bandas epiteliais espessadas resulta não tanto do aumento da atividade proliferativa no epitélio, mas da alteração da orientação do fuso mitótico e do plano de clivagem da célula em divisão.[7]

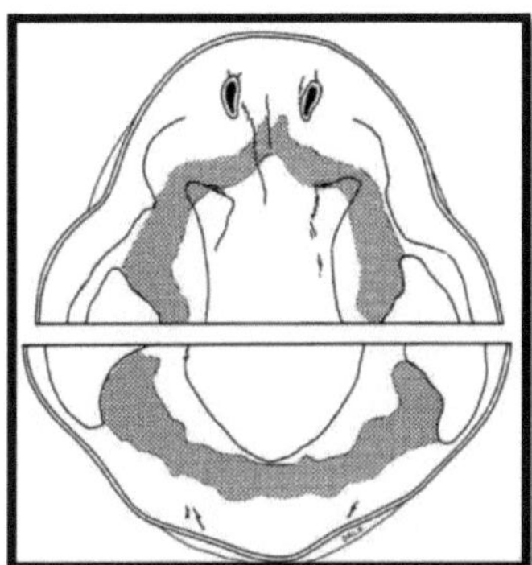

Fig. 6: A posição da banda epitelial primária é indicada através de áreas sombreadas.[7]

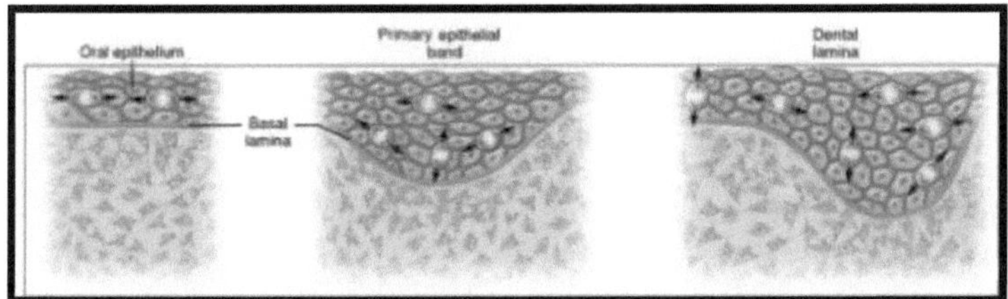

Fig. 7: Alteração do plano de clivagem na lâmina dentária.[7]

A margem livre desta faixa dá origem a dois processos, a lâmina vestibular e a lâmina dentária, que se invaginam no mesênquima subjacente. O processo externo, a lâmina vestibular, formará o vestíbulo que delimita as bochechas e os lábios das regiões portadoras de dentes. O processo interno é a lâmina dentária e é a partir desta lâmina dentária que se formam os botões dentários.[3] O vestíbulo forma-se como resultado da proliferação da lâmina vestibular no ectomesênquima. As suas células aumentam rapidamente e degeneram para formar uma fenda que se torna o vestíbulo entre a bochecha e as áreas portadoras de dentes.[7]

A atividade proliferativa contínua e localizada da lâmina dentária leva à formação de uma série de protuberâncias epiteliais no ectomesênquima em locais correspondentes às posições dos futuros dentes decíduos. Nesse momento, o índice mitótico, o índice de marcação e o crescimento do epitélio são significativamente menores do que os índices correspondentes no ectomesênquima subjacente e as células ectomesenquimais se acumulam ao redor das protuberâncias. A partir desse ponto, o desenvolvimento do dente prossegue em três estágios: o broto, a capa e o sino.[7] A questão mais intrigante que vem à mente neste momento é "como é iniciado o desenvolvimento dentário?"

Papel da interação epitelial-mesenquimal: As interações entre os componentes do tecido epitelial e mesenquimal têm uma função particularmente importante no desenvolvimento dos dentes, bem como em todos os outros órgãos que se formam como apêndices ectodérmicos. Como demonstrado em muitos estudos experimentais nos quais os tecidos epiteliais e mesenquimais foram recombinados e cultivados em diferentes combinações heterotípicas e heterocrónicas, as interações são sequenciais e recíprocas e existe uma cadeia de interação entre os dois tecidos que conduz à morfogénese avançada do dente. [12]

Quando o epitélio do primeiro arco murino é combinado com a crista neural caudal ou craniana na câmara anterior do olho, formam-se dentes. O epitélio de outras fontes não provoca esta resposta. No entanto, após E12, o epitélio do primeiro arco perde este potencial odontogénico, que é então assumido pelo ectomesênquima. O ectomesênquima pode induzir a formação de dentes a partir de uma variedade de epitélios. Por exemplo, nessa fase, a recombinação do ectomesênquima do primeiro arco com o epitélio plantar embrionário muda a direção do desenvolvimento do epitélio, de modo que o órgão do esmalte é formado. Por outro lado, se o órgão epitelial do esmalte for recombinado com o mesênquima da pele, o órgão perde as suas caraterísticas dentárias e assume as da epiderme.[7]

A complicada interação recíproca e sequencial entre o epitélio dentário e o ectomesênquima dentário, necessária para a formação do dente, é mediada pela expressão espácio-temporal de genes relacionados com o dente e pela secreção de factores de crescimento e de transcrição que são utilizados reiteradamente em ciclos de regulação.[2]

As proteínas morfogenéticas ósseas (BMPs) são proteínas homodiméricas originalmente definidas pela sua capacidade de induzir a formação óssea *invitro.* A família BMP dos mamíferos é atualmente constituída por oito membros, que podem ser agrupados em três subclasses com base na semelhança de aminoácidos. Bmp2, Bmp4 e Bmp7 são todos expressos no germe do dente molar em desenvolvimento, sendo que Bmp4 e Bmp7 são expressos tanto no epitélio dentário quanto no mesênquima, enquanto que, até o momento, Bmp2 tem sido expresso apenas no epitélio dentário. A expressão de Bmp4 começa em E11.5 na lâmina dentária e muda em E12.5-13.0 para o mesênquima dentário. Esta mudança na expressão de Bmp4 coincide temporalmente com a mudança no potencial de desenvolvimento do dente do epitélio para o mesênquima, conforme deduzido das experiências de recombinação. Bmp4 pode substituir a maioria, mas não todas, as funções indutivas do epitélio dentário. As experiências de hibridação *in situ* indicam que a expressão de Bmp4 está marcadamente reduzida no mesênquima dentário do mutante *Msxl*, enquanto que a de outros marcadores, como a proteína de matriz extracelular tenascina, não está.[6]

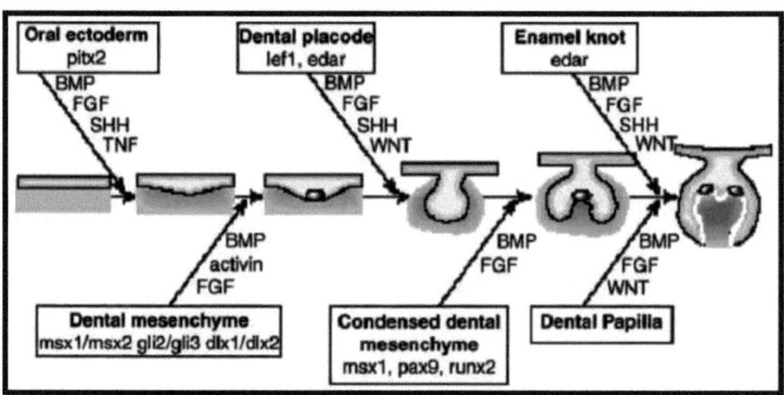

Fig. 8: Representação esquemática das redes de sinalização que medeiam as interações sequenciais e recíprocas entre o epitélio dentário e o mesênquima. As mesmas moléculas de sinalização regulam o desenvolvimento em vários estágios. Os genes indicados nas caixas mostraram ser necessários para o avanço da morfogénese dentária em ratinhos knockout. BMP, proteína morfogenética óssea; FGF, fator de crescimento de fibroblastos; SHH, ouriço sónico; TNF, fator de necrose tumoral.[6]

Experiências de hibridação in situ revelam que Msxl e Msx2 são expressos no germe do dente molar em desenvolvimento, o que, pelo menos para Msx2, se correlaciona com etapas morfológicas discretas no desenvolvimento do dente. Msx2 é expresso pela primeira vez em E10.5 no mesênquima abaixo do local de formação do placode dentário, e assim constitui um marcador precoce para a iniciação dentária. Na E11.5, Msx2 é co-expressa com Msxl no mesênquima dentário. No entanto, enquanto Msxl é expressa amplamente no mesênquima mandibular num gradiente de mesial para distal, a expressão de Msx2 é restrita ao mesênquima em torno das regiões formadoras de dentes. Posteriormente, um componente da expressão de Msx2 desloca-se para o epitélio, onde se restringe ao nó do esmalte, enquanto o domínio mesenquimal da expressão de Msx2 fica restrito à papila dentária.[6]

Msx1 é necessário para a expressão mesenquimal de Bmp4. Uma vez que o Bmp4 pode induzir a expressão de Msx1, sugere-se que Msx1 funciona para mediar a transferência da expressão de Bmp4 do epitélio dentário para o mesênquima dentário através de um ciclo de feedback positivo no mesênquima. Uma possibilidade deste feedback positivo pode ser que Msx1 esteja a funcionar como um "amplificador" molecular, permitindo a propagação mais rápida do sinal indutor de Bmp4 através do mesênquima dentário.[6]

A expressão de Shh está localizada no ectoderma dentário presuntivo em E11 e é, portanto, outro bom candidato de sinalização para a iniciação do dente. Os ratinhos knockout para Shh têm pouco desenvolvimento do processo facial, pelo que não é possível identificar qualquer papel na iniciação dentária. Mutações nos genes Gli, que são mediadores a jusante da ação de Shh, sugerem um papel no desenvolvimento precoce do dente, porque os embriões duplamente mutantes Gli2 $/^{--}$ e Gli3 $/^{--}$ não produzem qualquer botão dentário reconhecível.[7] Foi demonstrado que a sinalização antagónica entre Shh e Wnt está envolvida na definição dos limites dos germes dentários em desenvolvimento. A expressão de Shh está restrita à lâmina dentária das regiões dos futuros incisivos e molares numa fase muito precoce e, mais tarde, confinada às pontas dos botões dentários. Em contraste, Wnt7 é expresso em todo o epitélio oral, mas está ausente nas regiões de formação de dentes que expressam Shh.[13]

Lef-1 é um membro da família de proteínas nucleares do grupo de alta mobilidade que inclui as proteínas do fator t-cell, conhecidas por serem mediadores nucleares da sinalização Wnt. A Lef-1 é expressa inicialmente nos espessamentos do epitélio dentário e, durante a formação dos botões, passa a ser expressa nos espessamentos do epitélio dentário e, durante a formação dos botões, passa a ser expressa no mesênquima de condensação. Em ratinhos knockout Lef-1, todo o desenvolvimento dentário é interrompido na fase de botão. A expressão ectópica de Lef-1 no epitélio oral resulta na formação ectópica de dentes.[7]

A expressão de vários genes no ectomesênquima marca os locais de iniciação do germe dentário. Estes incluem Pax-9 e Activin-A, ambos os quais são expressos por volta de E11 em ratos dentro de grupos localizados de células correspondentes ao local onde o epitélio do dente irá invaginar para formar botões. No caso de Pax-9, a interação antagónica entre Fgf-8 e Bmp-4, possivelmente actua para regular a expressão de Pax-9. A Pax9 tem um papel importante na regulação da pluripotência e diferenciação celular durante a modelação embrionária e a organogénese.[10] A expressão de Activin-A não é regulada pelo mesmo mecanismo, o que sugere que a interação entre Fgf-8 e Bmp-4 pode não ter um papel direto na iniciação dentária.[7]

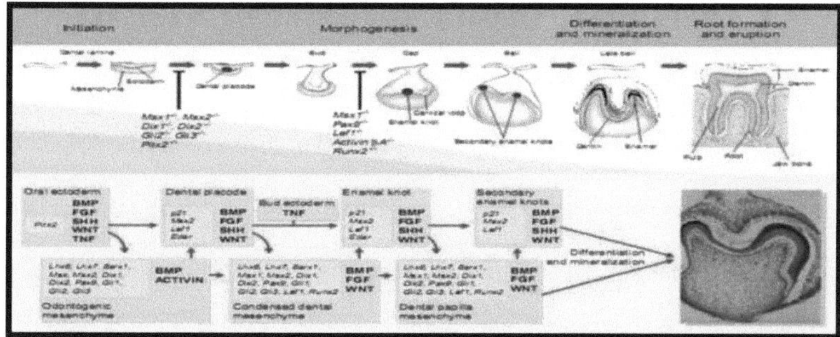

Fig. 9: Representação esquemática dos sinais e factores de transcrição que medeiam a sinalização recíproca entre o epitélio e o mesênquima durante o desenvolvimento dos dentes.[7]

CAPÍTULO 6. MODELAÇÃO DA DENTIÇÃO

A determinação de tipos específicos de dentes nas suas posições corretas nos maxilares é designada *por padronização* da dentição. A determinação do processo da coroa é um processo notavelmente consistente. Embora em alguns animais os dentes tenham todos a mesma forma (homodontes), na maioria dos mamíferos eles são diferentes (heterodontes), dividindo-se em três famílias: incisiformes, caniniformes e molariformes. A padronização é rigidamente controlada: ocasionalmente são observadas transposições, mas elas geralmente envolvem dentes na borda de uma série particular (i.e. caninos e pré-molares) e anomalias mais severas de padronização (i.e. molares se desenvolvendo na frente da arcada) não ocorrem.[7]

Classicamente, foram propostas duas teorias para explicar este facto.

A teoria de campo (Butler, 1939): Esta teoria sugere que todos os primórdios dentários são inicialmente equivalentes, sendo a forma individual em que se desenvolvem subsequentemente controlada pela concentração variável de morfogénios no ambiente local. Foram identificadas várias moléculas de sinalização difusíveis que podem estar envolvidas em mecanismos de resposta limiar dependentes da concentração, que produziriam periodicidade ao longo do eixo dentário em desenvolvimento. No entanto, se esses mecanismos são responsáveis pela padronização em ambas as dentições, então eles devem atuar muito cedo no processo de desenvolvimento. Ao contrário do eixo dentário mandibular, a dentição maxilar em desenvolvimento não é contínua. Os incisivos maxilares se desenvolvem nos processos nasais mediais, enquanto o restante da dentição se desenvolve no processo maxilar do primeiro arco.[3]

Modelo clonal (Osborn, 1978): Neste modelo, o dente primordial é dito ser pré-especificado com cada população de células migratórias sendo equipada com as informações posicionais necessárias para produzir diferentes classes de dentes desde o início. A migração das células da crista neural da região do rombencéfalo em desenvolvimento fornece grande parte do mesênquima da região orofacial em desenvolvimento, incluindo o que contribui para a odontogénese.[3] Dados histológicos de iniciação discreta favorecem o modelo de clone em vez do modelo de campo de um morfogénio difusível. No entanto, Westgaard e Ferguson propuseram um ***"modelo de zona de progresso"*** híbrido em que a restrição progressiva disto-proximal da expressão de Hox-8 no epitélio e no mesênquima coincide com este modelo.[7]

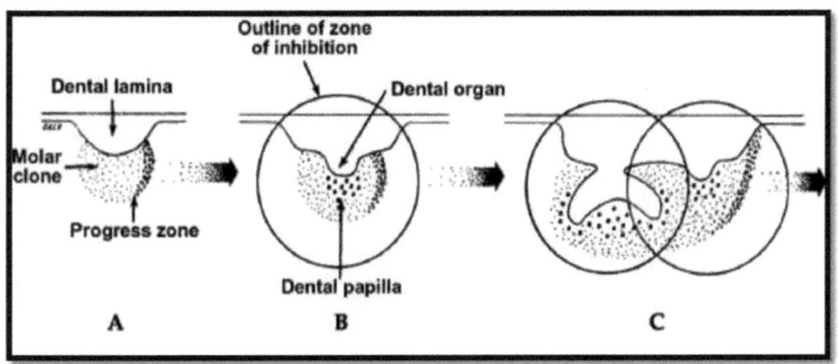

Fig 10: Teoria do clone:[10]

A) O ectomesênquima do clone molar induziu a lâmina dentária a iniciar o desenvolvimento do dente. O clone e a lâmina dentária progridem posteriormente.

B) Quando um clone atinge o tamanho crítico, inicia-se um botão dentário no seu centro,

C) O próximo botão dentário só é iniciado se a zona de progresso do clone

escapar à influência de uma zona de inibição que rodeia o botão dentário

O modelo do código homeobox para o padrão dentário é baseado em observações da expressão espacialmente restrita de vários genes homeobox nas células do ectomesênquima primordial da mandíbula antes de E11. A expressão precoce dos genes homeobox Msx-1 e Msx-2 antes do início do desenvolvimento dos germes dentários é restrita ao ectomesênquima distal, na linha média, em regiões onde se desenvolvem incisivos e caninos, mas não dentes multicúspides; enquanto Dlx-1 e Dlx-2 são expressos em células do ectomesênquima onde se desenvolvem dentes multicúspides, mas não incisivos ou caninos. Estes domínios de expressão são amplos e não correspondem exatamente a tipos de dentes específicos. Pelo contrário, considera-se que definem territórios alargados.[7]

A expressão de Barx-1 sobrepõe-se à de Dlx-1 e Dlx-2 e corresponde de perto às células ectomesenquimatosas que se desenvolvem em molares. O modelo do código homeobox propõe que os domínios sobrepostos destes genes fornecem a informação posicional para a determinação do tipo de dente. Este modelo é apoiado pelo fenótipo dentário dos ratinhos com duplo knockout Dlx-1$^{-/-}$ e Dlx-2$^{-/-}$, em que o desenvolvimento dos dentes molares superiores é interrompido na fase de espessamento epitelial. Como previsto por este modelo, o desenvolvimento dos incisivos é normal nestes ratinhos. Um apoio adicional a este modelo é dado pela expressão incorrecta de Barx-1 nas células do ectomesênquima distal, o que resulta no desenvolvimento dos germes dos dentes incisivos como molares. O FGF-8 no ectoderma proximal induz a expressão de Barx-1, enquanto o Bmp-4 no ectoderma distal reprime a expressão de Barx-1. A expressão de Barx-1 induzida experimentalmente no ectomesênquima distal pela inibição da sinalização de BMP tem o efeito de reprimir a expressão do gene Msx, que é induzido no mesênquima distal por BMP-4.[7]

Existem três conclusões diferentes a partir deste modelo. A primeira é que não existe um gene específico para cada tipo de dente. Segundo, o código é tanto positivo quanto negativo; assim, a ausência de um gene é tão importante quanto a sua presença. Em terceiro lugar, o código é sobreposto e pode, portanto, fornecer pistas morfogenéticas para muitas formas diferentes de dentes.[9]

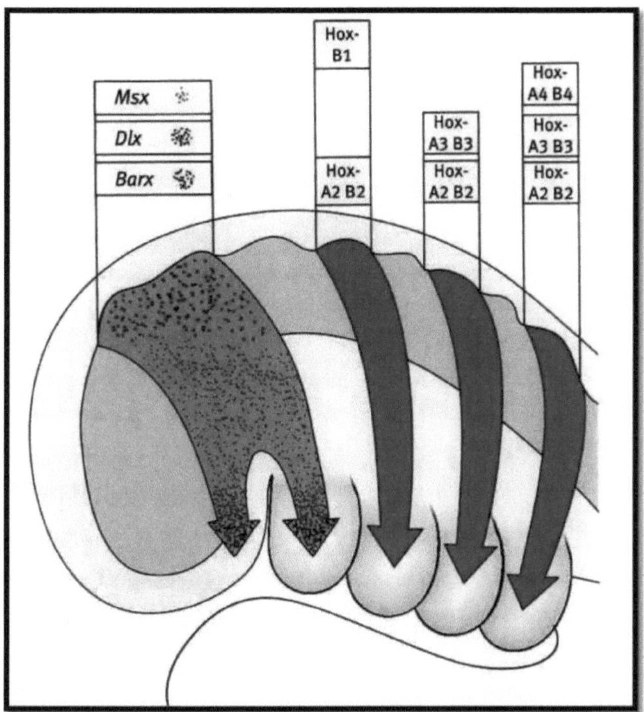

Fig. 11: As células da crista neural em migração expressam os mesmos genes homeobox (Hox) que os seus precursores nos rombómeros de onde derivam. Note-se que os genes Hox não são expressos antes do rombomero 3. Um novo conjunto de genes de padronização (Msx, Dlx, Barx) evoluiu para provocar o desenvolvimento das estruturas cefálicas, de modo que um "código Hox"

também é transferido para os arcos braquiais e para a face em desenvolvimento.[7]

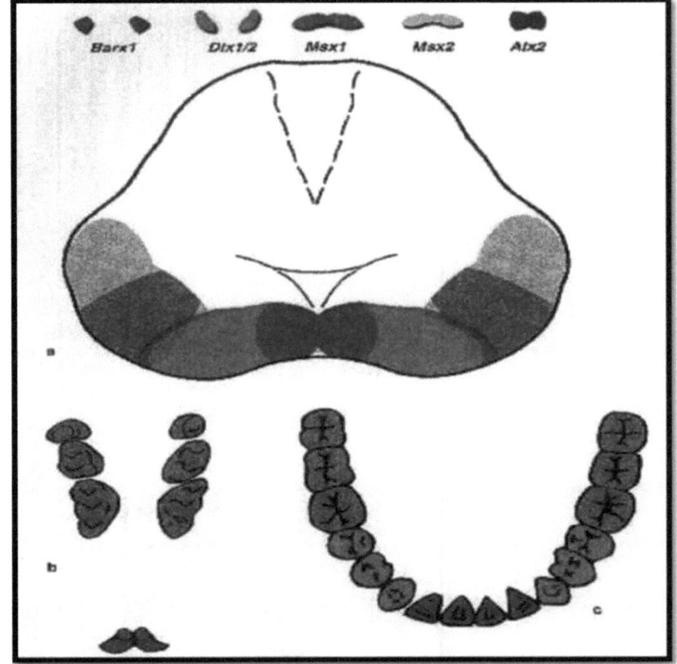

Fig. 12: Modelo de código Homeobox para a modelação dentária.[7]

A. Os domínios de expressão de Barx-1 e Dlx-1/-2 sobrepõem-se no mesênquima da região presuntiva dos molares, enquanto os domínios de Msx-1, Msx-2 e Alx-3 se sobrepõem no mesênquima presuntivo dos incisivos.

B. Padrão dentário do ratinho. Incisivos derivados de células que expressam MSX-1/Alx-3, molares derivados de células que expressam Barx-1/Dlx-1/Dlx-2

C. Padrão dentário humano. Os pré-molares e os caninos podem ser derivados do mesmo código odontogénico que o observado nos ratos, em virtude da sobreposição dos domínios de expressão genética. Assim, os caninos e os pré-molares podem ser derivados de células que expressam Dlx-1/-2 e Msx-1, por exemplo.

Uma questão óbvia é, portanto, como são regulados os domínios altamente restritos da expressão genética ectomesenquimal? Dois mecanismos possíveis são que: (1) as células da crista neural contêm um pré-padrão e (2) as células da crista neural respondem a sinais posicionais do epitélio oral. A remoção do epitélio dos arcos mandibulares em E10 ou antes, resulta em uma perda total e rápida de quase toda a expressão do gene homeobox ectomesenquimal. A remoção do epitélio na E10.5 também resulta na perda de expressão do gene e a adição subsequente de esferas de FGF8 restaura a expressão apenas nos domínios de expressão originais. A remoção do epitélio na E11 não afecta a expressão dos genes, indicando que os domínios espaciais de expressão dos homeobox são estabelecidos e mantidos na ausência de sinais epiteliais.[14]

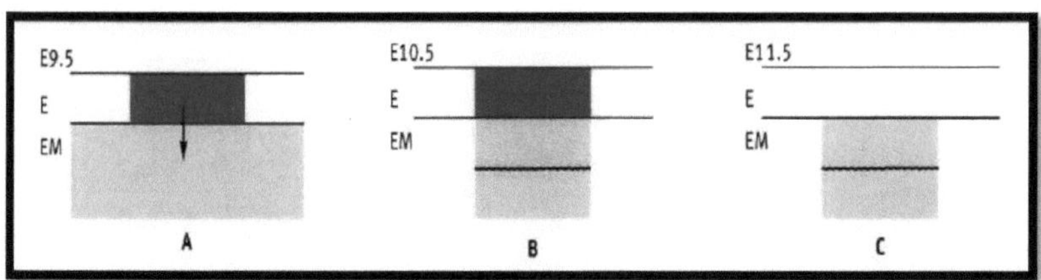

Fig. 13: A representação esquemática explica a interdependência da sinalização entre o epitélio (E) e o ectomesênquima (EM).[14]

A. As células do mesênquima não comprometidas são igualmente responsivas e dependem do epitélio para receber sinais.

B. Os domínios de expressão dos genes ectomesenquimais tornam-se fixos, mas continuam a depender dos sinais do epitélio.

C. Os domínios fixos de expressão genética do ectomesênquima já não dependem do epitélio.

Até E10, todas as células do ectomesênquima parecem não estar comprometidas e são competentes para responder aos sinais epiteliais, independentemente da posição. Por volta de E10.5, os domínios de expressão espacial foram estabelecidos no ectomesênquima pela ação de sinais epiteliais como FGF8 e

BMP4. Por volta de E11, a expressão de genes ectomesenquimais espaciais não requer sinais epiteliais. Assim, os sinais epiteliais regulam a expressão espacial dos genes homeobox no ectomesênquima que, por sua vez, controlam as vias morfogenéticas, provavelmente influenciando a função do nó do esmalte. O controlo da forma do dente reflecte assim o controlo geral da formação do dente, com a informação a ser passada do epitélio para o ectomesênquima e de novo para o epitélio.[8] As experiências de recombinação revelaram muita informação importante sobre o posicionamento rostrocaudal do padrão do dente e da arcada.

1. Em primeiro lugar, o epitélio do primeiro arco braquial é único por conter sinais instrutivos para a odontogénese e estes podem sobrepor-se à informação de pré-padronização presente nas células da crista neural.

2. Os epitélios maxilar e mandibular são intercambiáveis como reguladores da expressão de genes ectomesenquimais. Se isto for verdade, então os sinais instrutivos devem produzir vias de diferenciação idênticas, o que não é o caso, pois é óbvio que são produzidas estruturas esqueléticas diferentes e dentes subtilmente diferentes, apesar de serem cobertos pelo mesmo epitélio.[14]

Redundância funcional e suas complexidades: Apesar de ambos os genes serem expressos em padrões idênticos nos primórdios proximais da maxila e da mandíbula, o desenvolvimento normal dos molares mandibulares e a falha dos molares maxilares em

O desenvolvimento de mutantes duplos Dlx1/2 indica uma diferença genética básica entre a especificação da morfogénese molar durante o desenvolvimento dos maxilares superior e inferior. Dlx5 e Dlx6 estão co-expressos no ectomesênquima proximal do primórdio mandibular em domínios semelhantes a Dlx1 e Dlx2. No entanto, é significativo o facto de Dlx5 e Dlx6 não serem expressos no arco maxilar. Mutações em Dlx1 e/ou DLx2 afectam o desenvolvimento da maxila, presumivelmente porque os genes Dlx5 e Dlx6 desempenham esta função na mandíbula na ausência de Dlx1 e Dlx2.[8]

O enigma da activina: A activina é um membro da família de factores de crescimento TGFβ. As proteínas activina funcionam como dímeros que consistem em subunidades βA e βB codificadas respetivamente pelos genes activina βA e activina βB. A expressão da activina βA está localizada no mesênquima dentário presuntivo de todos os dentes, onde actua como um sinal precoce do mesênquima para o epitélio. Surpreendentemente, os ratinhos mutantes para a activina βA não têm todos os dentes, exceto os molares superiores. Este fenótipo é recíproco do fenótipo Dlx1/2. O fenótipo Dlx1/2 pode ser explicado por redundância funcional com outros genes Dlx, enquanto o fenótipo activina βA não pode ser explicado por redundância, uma vez que os mutantes duplos activina βA/βB têm o mesmo fenótipo que os mutantes simples activina βA.[4]

A explicação mais óbvia para o desenvolvimento dos molares superiores na ausência de activina é que o papel da activina nestes dentes é desempenhado por outro ligando da família TGFβ, ligando-se ao recetor da activina e estimulando a mesma via. Este parece não ser o caso, uma vez que a expressão de genes alvo da sinalização da activina, como a folistatina, é perdida nos germes dentários dos molares superiores em mutantes da activina βA. A base molecular deste fenótipo está ainda por explicar.[8]

CAPÍTULO 7. FACTORES QUE REGULAM O DESENVOLVIMENTO DOS DENTES

A vitamina A e os seus derivados metabólicos, o retinol e o ácido retinóico (AR), são reguladores essenciais da proliferação e diferenciação das células epiteliais e têm um impacto especial no desenvolvimento dos dentes. A importância da vitamina A foi sublinhada pela observação de que, quando a vitamina A endógena era bloqueada in vitro, a lâmina dentária não se desenvolvia em culturas de órgãos da mandíbula embrionária do rato. Os primeiros estudos sobre o efeito da vitamina A no desenvolvimento dos dentes mostraram que uma deficiência desta vitamina leva a um esmalte e dentina defeituosos. Em contrapartida, o excesso de vitamina A aumenta a probabilidade de fusão dos botões dentários e/ou a formação de dentes supranumerários.[8]

Em culturas de órgãos de explantes mandibulares embrionários, o retinol e o ácido retinóico aumentam a proliferação epitelial e estimulam a formação de botões dentários extra. O ácido retinóico exerce o seu efeito ligando-se a factores de transcrição nucleares (receptores RA [RARs]) localizados perto de elementos de resposta a retinóides em vários genes alvo, sendo um deles o gene que produz o fator de crescimento epidérmico. O ácido retinóico aumenta igualmente a expressão da proteína midkine (MK), um regulador da proliferação celular.[8]

As proteínas de ligação ao retinol celular (CRBPs) e as proteínas de ligação ao ácido retinóico celular (CRABPs) estão envolvidas no metabolismo e armazenamento dos metabolitos da vitamina A no citoplasma. Tanto os RARs como as CRABPs foram localizados na lâmina dentária e no ectomesênquima adjacente, bem como no epitélio dentário e nos componentes ectomesenquimais dos dentes em desenvolvimento. Além disso, as CRABPs foram localizadas no epitélio adjacente aos locais de formação da lâmina dentária, sugerindo que o AR pode estar ligado a esses locais. Na lâmina dentária, onde parece haver menos CRABPs, as moléculas de AR são livres para interagir com os seus receptores nucleares e, assim, aumentar a expressão de EGF.[8]

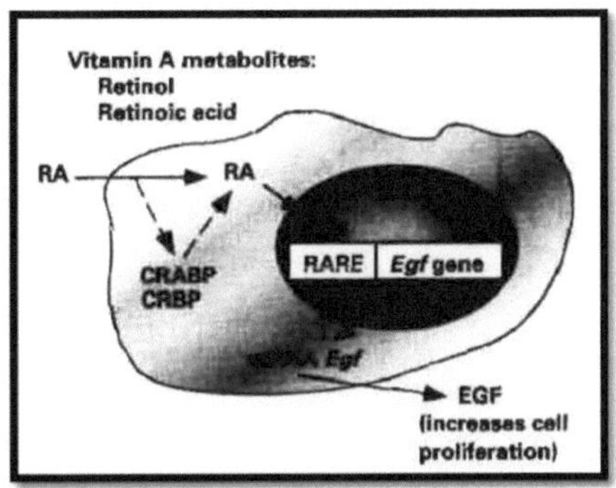

Fig. 14: Ação celular, o ácido retinóico (AR), o principal metabolito da vitamina A, difunde-se para o interior da célula, onde se liga à proteína de ligação ao ácido retinóico celular (CRABP) ou, se o nível de CRABP for baixo, pode entrar no núcleo para interagir com o seu recetor (RAR). Os receptores de ácido retinóico activam elementos de resposta ao ácido retinóico que regulam a transcrição dos genes, estimulando assim a produção de ARNm. O gene do fator de crescimento epidérmico é regulado pelo complexo RARRARE. Acredita-se que o aumento da proliferação celular provocado pela vitamina A resulta da secreção do fator de crescimento epidérmico (EGF), um mitogénio conhecido do epitélio dentário e do ectomesênquima.[8]

O fator de crescimento epidérmico, actuando de uma forma parácrina ou autócrina, parece controlar a taxa de proliferação celular nas fases iniciais do desenvolvimento dentário. As células epiteliais da lâmina dentária e do órgão inicial do esmalte expressam o recetor do EGF. Quando o órgão do esmalte atinge o estágio de desenvolvimento da capa, o nível de ligação do EGF diminui nas células epiteliais, mas aumenta nas células ectomesenquimais da papila dentária subjacente. A interferência na síntese de EGF bloqueia a odontogénese.[8]

Outro gene regulado por AR expresso durante o desenvolvimento dos dentes é a midkine (MK). O gene MK e o seu produto estão preferencialmente localizados nos tecidos embrionários que sofrem interação epitelial mesenquimal. Tanto o ARNm como a proteína MK são preferencialmente expressos em todas as fases de desenvolvimento dos dentes maxilares e mandibulares de ratos embrionários. A localização diferencial ou aposicional do ARNm e da proteína MK no ectomesênquima dentário em desenvolvimento e do seu recetor nas células do EIE constitui um exemplo instrutivo de interação epitelial mesenquimal. Durante a fase de desenvolvimento do dente, a proteína MK é secretada pelas células do ectomesênquima e concentrada na lâmina basal. A importância da MK no desenvolvimento do dente é confirmada pela observação de que os anticorpos contra a MK inibem a odontogénese. O nível mais elevado de MK é observado no EIE, na sua lâmina basal, na papila dentária e especialmente nos odontoblastos em diferenciação. Com o início da secreção de dentina, a MK deixa de ser detetável nos odontoblastos ou nos preameloblastos em diferenciação.[8]

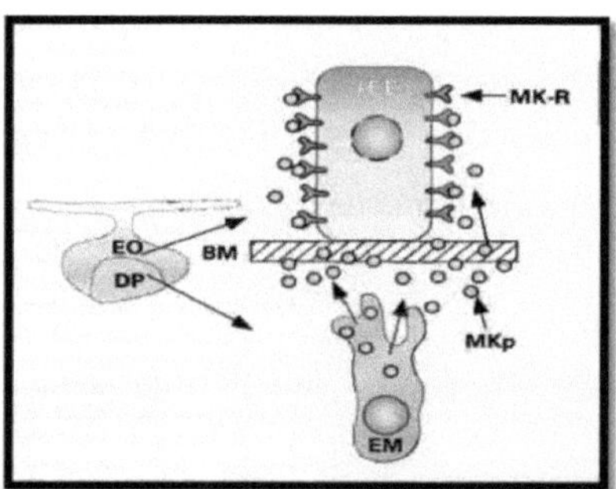

Fig. 15: Padrão de aposição da expressão do gene da midkine (MK) no ectomesênquima e a localização da proteína MK (MKp) na superfície das células epiteliais do esmalte interno adjacentes à membrana basal (BM) de um broto dentário em estágio de capuz. A proteína MK difusível está concentrada na BM e liga-se a receptores de superfície celular (MK-R) nas

células epiteliais, onde pode atuar como uma molécula de sinalização parácrina. Embora as células EM produzam a proteína MK, não possuem receptores IEE- epitélio interno do esmalte, DP-papila dentária EO-órgão do esmalte.[8]

As neurotrofinas e os receptores de neurotrofinas são expressos nos dentes em desenvolvimento em associação com os pré-esmalmoblastos e os pré-odontoblastos. Também são expressos na camada subodontoblástica. As neurotrofinas desempenham um papel central no desenvolvimento e manutenção dos nervos. Estudos recentes sugerem que as neurotrofinas são expressas precocemente no epitélio dentário antes de os dentes em desenvolvimento serem inervados. A presença de neurotrofinas e receptores nos dentes em desenvolvimento e as suas relações espácio-temporais variáveis sugerem que, para além de um papel no desenvolvimento neuronal dentário, podem ter outras funções reguladoras não neuronais.[8]

O fator de crescimento nervoso é um ligando para o recetor A da tirosina quinase, membro da família dos receptores de neurotrofinas. O fator de crescimento nervoso produzido no dente em desenvolvimento pode atuar localmente para controlar o número de ciclos celulares nos compartimentos de proliferação do EIE e da papila dentária. A expressão do recetor do fator de crescimento nervoso diminui à medida que a divisão celular no EIE cessa antes da diferenciação dos ameloblastos.[8]

A hormona do crescimento, a proteína de ligação à hormona do crescimento e o recetor da hormona do crescimento foram localizados nos dentes em desenvolvimento. As células do órgão do esmalte e da papila dentária parecem ser os alvos da hormona do crescimento. Da mesma forma, o fator de crescimento semelhante à insulina está concentrado no EIE e na papila dentária durante a diferenciação dos ameloblastos e odontoblastos. O fator de crescimento dos hepatócitos e o seu recetor são expressos na papila dentária. O fator de crescimento dos hepatócitos actua como um mitogénio na regulação da proliferação celular no órgão do esmalte e na papila dentária. Os nucleótidos anti-sentido do fator de crescimento dos hepatócitos reduzem a atividade mitótica no EIE e na papila dentária, conduzindo a um desenvolvimento anormal dos dentes.[8]

O neurotransmissor serotonina (5-hidroxitriptamina) é outra potencial molécula de sinalização morfogenética. A captação específica de serotonina ocorre transitoriamente no epitélio oral e nos dentes em desenvolvimento. Os botões dentários cultivados na presença de inibidores da captação de serotonina não se desenvolvem para além da fase de botão.[8]

CAPÍTULO 8. FASES DO DESENVOLVIMENTO DENTÁRIO

Em certos pontos ao longo da lâmina dentária, cada um representando a localização de um dos 10 dentes decíduos mandibulares e 10 maxilares, as células ectodérmicas se multiplicam ainda mais rapidamente e formam pequenos botões que crescem no mesênquima subjacente. Cada um desses crescimentos descendentes da lâmina dentária representa o início do órgão do esmalte do broto dentário de um dente decíduo. Nem todos esses órgãos do esmalte começam a se desenvolver ao mesmo tempo, e os primeiros a aparecer são os da região anterior da mandíbula.

À medida que a proliferação celular prossegue, cada órgão do esmalte aumenta de tamanho, afunda-se mais no ectomesênquima (papila dentária) e, devido ao crescimento diferencial, muda a sua forma. À medida que se desenvolve, assume uma forma que se assemelha a um boné, com a superfície convexa exterior virada para a cavidade oral e uma concavidade interior.[14]

A forma do órgão do esmalte continua a mudar. A depressão ocupada pela papila dentária aprofunda-se até que o órgão do esmalte assume uma forma semelhante a um sino. À medida que o desenvolvimento ocorre, a lâmina dentária, que até então ligava o órgão do esmalte ao epitélio oral, torna-se mais longa e mais fina, acabando por se romper e o botão dentário perde a sua ligação com o epitélio.[14]

Embora o desenvolvimento dentário seja um processo contínuo, a história do desenvolvimento de um dente é dividida em vários estágios morfológicos para fins descritivos. Embora o tamanho e a forma dos dentes individuais sejam diferentes, eles passam por estágios de desenvolvimento semelhantes. Os estágios recebem o nome da forma do órgão do esmalte e são chamados de estágios de broto, capa e sino.[14]

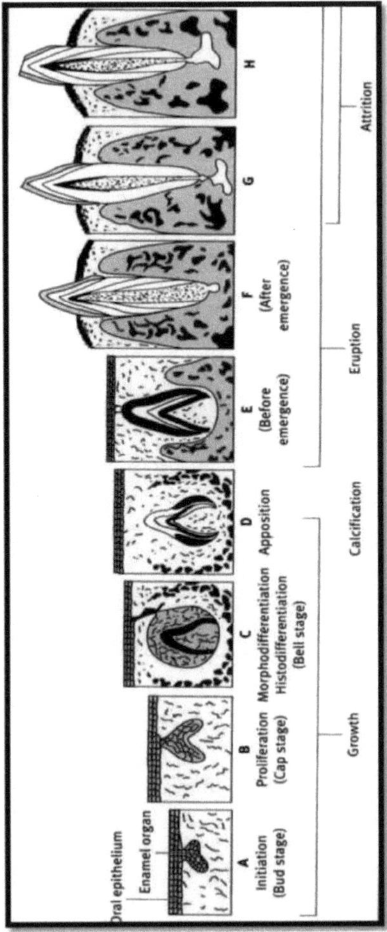

Fig. 16: Representação esquemática do ciclo de vida do dente.[14]

***Fases do crescimento dos dentes*[14]**

Morphologic stages	Physiologic process
Dental lamina	Initiation
Bud stage	
Cap stage	Proliferation
Bell stage (early)	Histodifferentiation
Bell stage (advanced)	Morphodifferentiation
Formation of enamel	
And dentin matrix	Apposition

AS LÂMINAS DENTÁRIAS

Na primeira fase do desenvolvimento do dente, o aumento da atividade mitótica numa porção específica do ectoderma estomodeal de ambas as arcadas produz um espessamento proeminente que mergulha no mesênquima adjacente. A proliferação epitelial progride bilateralmente, acabando por formar duas bandas em forma de ferradura que definem as futuras arcadas dentárias superior e inferior. A faixa germinal de epitélio ectodérmico que circunscreve as futuras arcadas maxilar e mandibular é a lâmina dentária.[1]

Os componentes celulares da lâmina dentária não são nem citologicamente nem morfologicamente semelhantes ao longo do seu comprimento. Estudos de microscopia eletrónica da odontogénese humana indicam que existem dissemelhanças nas células ao ponto de poderem ser reconhecidas quatro zonas. Estas são a junção epitelial orodental, a zona de formação de restos epiteliais, o cordão intermédio e o terminal livre. A ponta da lâmina dentária é composta por uma massa celular compacta bulbosa. Está separada do tecido conjuntivo adjacente por uma membrana basal que segue a topografia da superfície celular externa. O tecido conjuntivo que circunda a ponta é semelhante a uma bainha em sua disposição.[1]

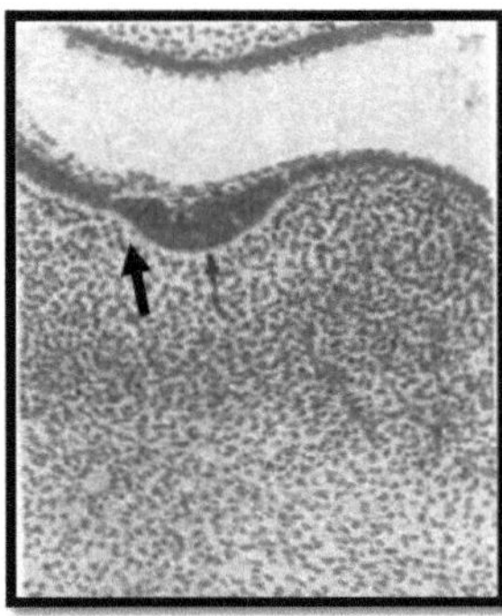

Fig. 17: Banda epitelial primária na sexta semana de vida intra-uterina. (H&E; X115)[14]

As células externas da ponta são de forma cuboidal a colunar baixa, com poucos espaços intercelulares. As células epiteliais adjacentes são mais arredondadas e menos compactas. A população de organelos nas células da ponta é mais numerosa do que nas outras áreas da lâmina dentária. O tecido que circunda o cordão intermediário, embora em íntima associação, não exibe o arranjo semelhante a uma bainha na extensão da ponta. As células do cordão diferem das da ponta pelo facto de os seus perfis serem, em geral, mais irregulares. A região acima do cordão é a mais longa e é caracterizada pela formação de agregações celulares como cordões ou ilhas rodeadas por uma lâmina basal e tecido conjuntivo. Os componentes desta região da lâmina dentária que não estão envolvidos na formação de restos celulares são estrelados com espaços intercelulares irregulares. As células externas da junção epitelial orodental repousam numa membrana basal que é contínua com a do futuro epitélio oral, de um lado, e com a área de formação de restos celulares, do outro.[1]

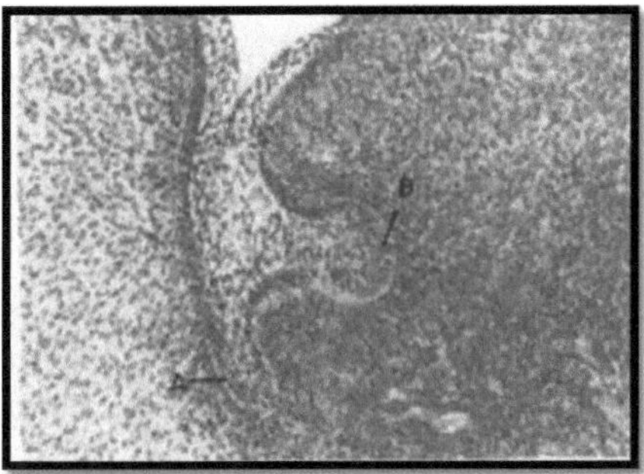

Fig 18: A lâmina vestibular (A) e a lâmina dentária (B) na sétima semana de desenvolvimento intrauterino. (H&E, X120)[14]

Lâmina vestibular: A lâmina vestibular cresce no ectomesênquima como uma faixa larga de epitélio, separando a massa de tecido conjuntivo em dois territórios, um maior associado aos lábios e bochechas e um menor com as arcadas superior e inferior. A caraterística invulgar da lâmina vestibular é que, à medida que a folha se torna mais espessa, a maioria das células centrais separa-se para formar uma fenda, o vestíbulo oral. Das duas lâminas epiteliais que se aproximam, a externa forma o revestimento das mucosas labial e bucal, e a interna forma o epitélio gengival que cobre a face vestibular das arcadas. Assim, a lâmina vestibular efectua a separação da massa estomodeal nos lábios ou na bochecha e nas arcadas em desenvolvimento. A lâmina vestibular é também conhecida por nomes como *banda do sulco labial, lâmina labial* ou *bucal, lâmina bucogengival* e *lâmina vestibular.*[1]

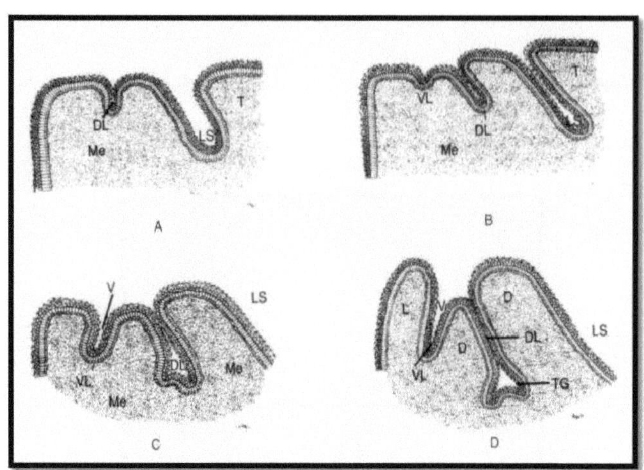

Fig 19: Fases de desenvolvimento da lâmina dentária (LD) e da lâmina vestibular (LV). A, A língua (T) é separada da massa de tecido adjacente por um sulco (LS). A lâmina dentária cresce no mesênquima subjacente (Me). B, a lâmina dentária continua sua migração para baixo no mesênquima e a lâmina vestibular (LV) é iniciada. Note que a arcada dentária e a bochecha formam uma massa sólida. C, a lâmina dentária progrediu profundamente no mesênquima e seu terminal distal forma uma massa bulbosa (botão). A lâmina vestibular invade o mesênquima mais profundamente e suas células centrais sofrem autólise formando uma fenda que marca o início do vestíbulo (V). D, o terminal distal da lâmina dentária (DL) forma um primórdio do órgão dentário (TG) em forma de tampa. O lábio (L) e a arcada dentária (D) são delimitados pela cavitação ou vestíbulo (V) da lâmina vestibular. Sulco lingual (LS)[1]

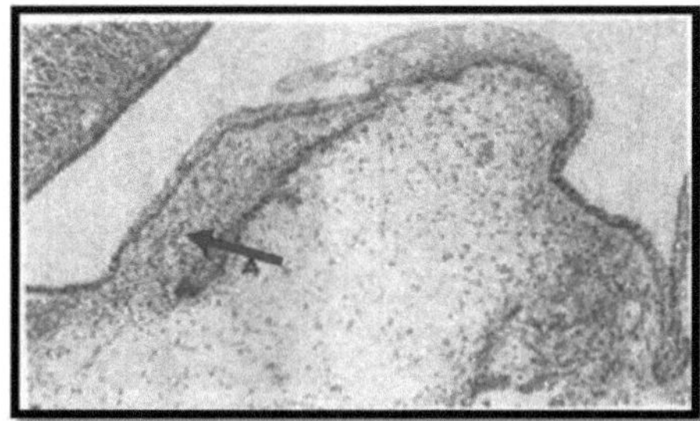

Fig 20: A lâmina dentária em desenvolvimento. (Tricrómio de Masson, X55)[1]

Lâminas sucessivas: A porção da lâmina dentária adjacente à anlage do dente em desenvolvimento mantém sua conexão com o aspeto lingual do primórdio do dente através da lâmina lateral. O terminal livre da lâmina dentária começa a proliferar no quarto mês de crescimento fetal (55-100nm). Esse centro de crescimento recém-estabelecido é conhecido como lâmina sucessional (succedânea) e está destinado a fornecer a anlage para os dentes permanentes, substituindo os predecessores primários. Enquanto os 20 primórdios dentários para a dentição primária são estabelecidos numa semana, os seus substitutos requerem mais de um ano.[1]

Lâminas dentárias parentais: Na sétima semana de desenvolvimento, a lâmina dentária forma os germes dentários dos 20 dentes decíduos. Esta lâmina também fornece germes dentários para os dentes permanentes, que não têm predecessores primários. Por esse motivo, as lâminas dentárias que fornecem a formação do primeiro, segundo e terceiro molares permanentes podem ser chamadas de lâminas dentárias parentais ou lâminas para molares permanentes. O mecanismo envolvido é simplesmente o de crescimento distal contínuo. Ou seja, as extremidades distais da lâmina dentária para cada arco, depois de terem estabelecido os germes dentários para os molares primários, continuam a crescer posteriormente. Esses segmentos da lâmina dentária alongam-se progressivamente, acompanhando o alongamento das arcadas.[1]

Os botões para o primeiro molar permanente aparecem no embrião aos quatro meses no útero; os outros são produzidos após o nascimento. Os botões para os segundos molares aparecem na criança de 9 meses e os dos terceiros molares por volta dos quatro anos de idade. Assim, a atividade das várias lâminas dentárias começa por volta das 6,5 semanas de desenvolvimento embrionário e continua no período pós-natal até aos quatro anos de idade. Após o estabelecimento dos molares primordiais para os molares permanentes.[1]

Lâminas rudimentares: Quando os germes dentários da dentição decídua se estabelecem e progridem para o estágio de aposição, o cordão epitelial que representa a lâmina dentária exibe sinais de desorganização. A desorganização da lâmina dentária inicia-se primeiro na junção epitelial orodentária e progride em direção ao núcleo mais profundo. Os remanescentes epiteliais dos rudimentos das lâminas dentárias eram conhecidos como glândulas de Serres devido à configuração glandular dos grupos epiteliais.[1]

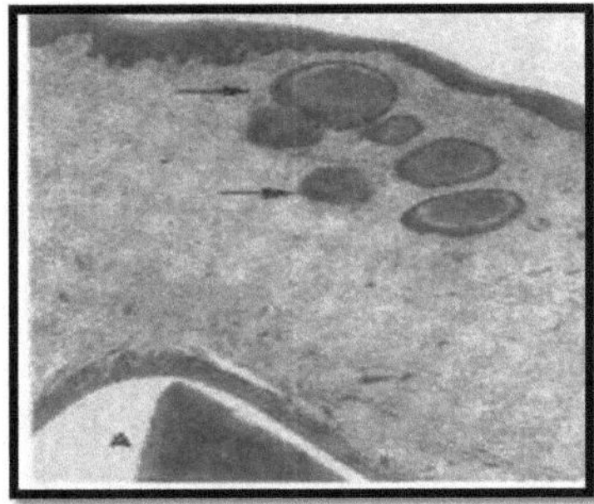

Fig. 21: Pérolas epiteliais de Serres.[1]

A ETAPA BUD

A segunda fase da odontogénese é designada por fase de botão e ocorre no início da oitava semana de desenvolvimento pré-natal para a dentição primária. Este estágio recebe este nome devido a uma extensa proliferação, ou crescimento, da lâmina dentária em botões ou massas ovais que penetram no ectomesênquima. No final do processo de proliferação envolvendo a lâmina dentária da dentição primária, tanto o futuro arco maxilar quanto o futuro arco mandibular terão dez botões cada.[15]

Os componentes do botão são uma massa de células semelhantes dispostas de forma compacta. Ou seja, com exceção do núcleo, os componentes celulares são morfológica e citologicamente semelhantes. As células que revestem o botão e, portanto, o mesênquima têm forma colunar ou cuboidal baixa. Enquanto a lâmina basal sobre a maior parte do botão se conforma fielmente ao contorno das bases celulares, tal não é o caso para as células na superfície superior. As células do núcleo variam em forma de redondo a estrelado com espaços intercelulares proeminentes.[1] As células do botão dentário têm um teor mais elevado de ARN do que as do epitélio oral sobrejacente, um teor mais baixo de glicogénio e uma maior atividade enzimática oxidativa.[16]

Estudos de microscopia eletrónica destas células revelam que as populações de organelos, relativamente à sua falta de maturidade, são extensas. Acumulações perinucleares dos tonofilamentos são especialmente proeminentes. Uma zona ectoplasmática está presente na maioria dos componentes celulares do botão, mas é especialmente larga nas áreas limítrofes das células, nas quais a lâmina basal não segue o contorno das bases celulares. Estas caraterísticas, largura da camada ectoplasmática e não conformidade do trajeto da lâmina basal, tendem a sugerir que estão associadas a movimentos celulares e, especificamente, à reorganização das células dos primórdios na transformação do botão para a fase de gorro.[1]

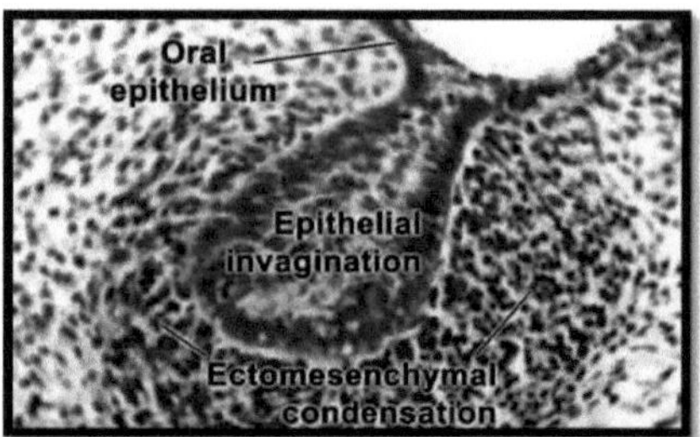

Fig. 22: Invaginação epitelial no ectomesênquima.[14]

Como resultado do aumento da atividade mitótica e da migração das células da crista neural para a área, as células ectomesenquimatosas que rodeiam o botão dentário condensam-se. A área de condensação ectomesenquimal imediatamente subjacente ao órgão do esmalte é a papila dentária. O ectomesênquima condensado que circunda o botão dentário e a papila dentária é o saco dentário. Tanto a papila dentária quanto o saco dentário tornam-se bem definidos à medida que o órgão do esmalte cresce para os estágios de capa e sino.[14]

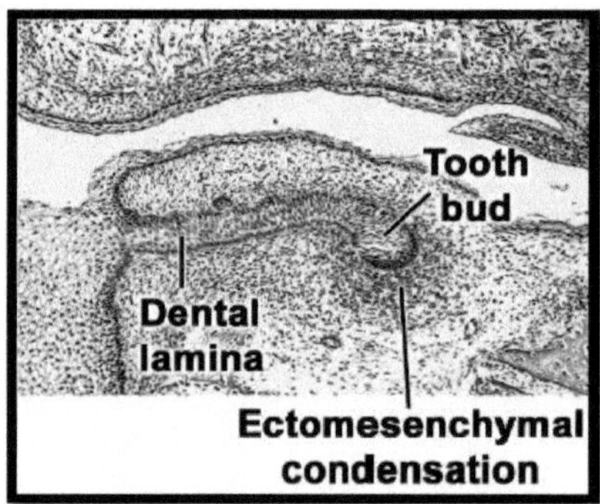

Fig. 23: Formação do botão dentário.[14]

Coloca-se agora a questão de saber como se processa a condensação ectomesenquimal. Até à data, a fibronectina, os receptores de fibronectina, a tenascina e o sindecan têm sido implicados como responsáveis pela condensação do ectomesênquima.[8]

Syndecan, uma molécula de adesão celular proteoglicana localizada na membrana celular, é expressa antes da formação do dente nas células ectomesenquimais que estão na base do epitélio dentário. A tenascina, uma grande molécula de adesão ao substrato, é expressa no ectomesênquima durante o crescimento descendente da lâmina dentária e durante a subsequente condensação da papila dentária. Foi proposto que a ligação das moléculas de sindecano ligadas à membrana à molécula de tenascina extracelular é responsável pela condensação das células ectomesenquimais.[8]

Uma explicação alternativa é que a tenascina interfere com a ligação da célula à fibronectina, levando à diminuição da migração das células ectomesenquimatosas, fazendo com que estas se agreguem sob a forma de papila dentária. A adesão dos fibroblastos é mais fraca à fibronectina do que à tenascina. Também foi demonstrado que, quando as células expressam o sindecan, têm uma capacidade reduzida de invadir um gel de colagénio. Assim, o aparecimento de sindecan na superfície celular das células ectomesenquimatosas pode ter um efeito direto e negativo na sua capacidade de migração, levando-as a formar agregados, como a papila dentária.[8]

Aspectos genéticos da formação dos botões dentários: Os placódios dentários segregam moléculas das quatro famílias de factores de crescimento e de transcrição (BMPs, FGFs SHH e WNTS) que induzem a expressão de muitos genes (PAX9, MSX1/2, RUNX2, BMPs, FGF.ACTIVIN, LEF1) no mesênquima. Especificamente, a BMP4 epitelial induz a produção de BMP4 mesenquimal, enquanto o FGF8 epitelial induz a activina pA mesenquimal. As BMPs e os FGFs activam o MSX1, enquanto os FGFs induzem a expressão de PAX9 e RUNX2. As células epiteliais, sob a influência da BMP4 e da activina pA, começam a proliferar e a penetrar no mesênquima numa estrutura semelhante a um cilindro com um botão semelhante a um bolbo na extremidade. A expressão de PAX9 é responsável pela condensação mesenquimal. Durante a fase de botão do desenvolvimento do dente, o potencial odontogénico é perdido do epitélio (cerca de ED 11.5-12) e ganho pelo ectomesênquima.[2]

Transição do botão para o capuz: A transição do botão para a capa marca o início das diferenças morfológicas entre os germes dentários que dão origem a diferentes tipos de dentes. Msx-1 é expresso com Bmp-4 nas células mesenquimais que se condensam em torno dos botões dentários. Os embriões MSx-$1^{-/-}$ têm o desenvolvimento dentário interrompido na fase de botão, e a expressão de Bmp-4 é perdida no mesênquima, sugerindo que Msx-1 é necessário para a expressão de Bmp-4.[7]

A expressão de Bmp-4 no mesênquima do botão é necessária para manter a expressão de Bmp-2 e Shh no epitélio. A perda de expressão de Bmp-4 em mutantes Msx-1 é acompanhada pela perda de expressão de Shh em E12.5, que pode ser restaurada por Bmp-4 exógeno. O bloqueio da sinalização de SHH utilizando anticorpos neutralizantes mostra que em E11-E12 Shh é necessário para a proliferação do epitélio dentário para formar botões dentários, enquanto que o bloqueio em E13 afecta a morfologia dos botões dentários, mas estes botões podem ainda formar dentes.[7]

Outro gene homeobox envolvido na transição do broto para o capuz é o Pax-9. Pax-9 é expresso no mesênquima do estágio de broto e também anteriormente em domínios semelhantes aos da ativina pA e Msx-1 em manchas de mesênquima que marcam os locais de formação de dentes. Os mutantes Pax-$9^{-/-}$ têm todos os dentes presos no estágio de broto. Assim, Pax-9 e Activina βA são essenciais para a formação de dentes para além da fase de botão e parecem funcionar de forma independente.[7]

A ETAPA CAP

O terceiro estágio da odontogénese é chamado de estágio da capa e ocorre na dentição primária entre a nona e a décima semana de desenvolvimento pré-natal. O processo fisiológico de proliferação continua durante esse estágio, mas o botão dentário da lâmina dentária não cresce em uma grande esfera cercada por ectomesênquima. Em vez disso, há um crescimento desigual em diferentes partes do broto dentário, levando à formação de uma forma de capa presa à lâmina dentária.[15]

Assim, não só a proliferação caracteriza esta fase, como também vários níveis de diferenciação (citodiferenciação, histodiferenciação e morfodiferenciação) estão activos durante a fase de calote. Adicionalmente, durante esta fase, desenvolve-se um primórdio do dente com uma forma específica. Por conseguinte, o processo fisiológico predominante durante a fase da calote é o da morfogénese.[15]

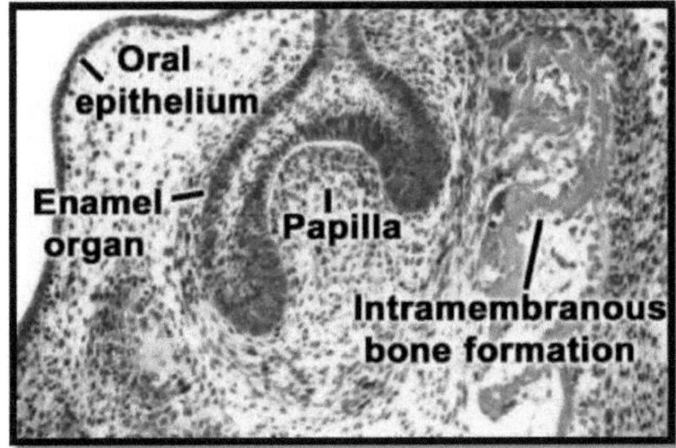

Fig. 24: Fase de formação do dente na calota.[15]

À medida que o broto dentário cresce, ele arrasta consigo parte da lâmina dentária; assim, a partir desse ponto, o dente em desenvolvimento está preso à lâmina dentária por uma extensão chamada lâmina lateral. Nesta fase inicial do desenvolvimento do dente, já é possível identificar os elementos formadores do dente.[7]

O crescimento epitelial, que superficialmente se assemelha a um chapéu assente numa bola de ectomesênquima condensado, é amplamente referido como o órgão dentário, mas na verdade é chamado de órgão do esmalte, porque acaba por formar o esmalte do dente. O nicho do esmalte é uma estrutura aparente nas secções histológicas, criada porque a lâmina dentária é uma folha em vez de um fio único e contém frequentemente uma concavidade preenchida com tecido conjuntivo. Um corte através deste arranjo cria a impressão de que o germe dentário tem uma dupla ligação ao epitélio oral por dois filamentos separados.[7]

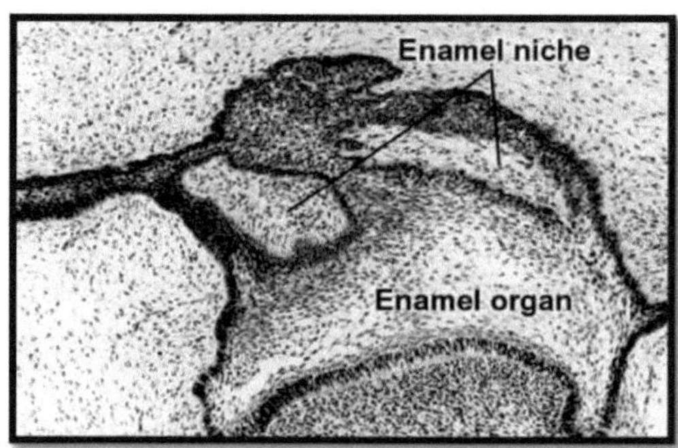

Fig. 25: Nicho de esmalte.[7]

A bola de células ectomesenquimatosas condensadas, denominada papila dentária, formará a dentina e a polpa. O ectomesênquima condensado que limita a papila dentária e encapsula o órgão do esmalte, o folículo ou saco dentário, dá origem aos tecidos de suporte do dente.[7]

No início da ontogenia do dente, as estruturas que dão origem aos tecidos dentários (esmalte, dentina, polpa e aparelho de suporte) podem ser identificadas como entidades discretas. Mudanças importantes no desenvolvimento começam no final do estágio de capa e continuam durante a transição do germe dentário de capa para sino. Através destas alterações, denominadas histodiferenciação, uma massa de células epiteliais semelhantes transforma-se em componentes morfológica e funcionalmente distintos.[7]

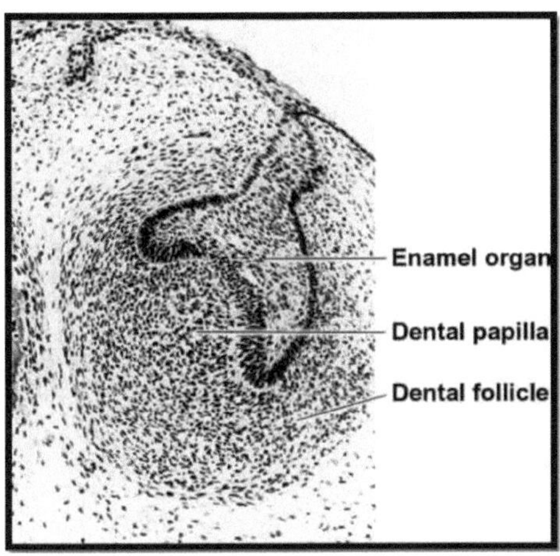

Fig. 26: Fase de desenvolvimento do dente na calota.[7]

As células no centro do órgão do esmalte sintetizam e segregam glicosaminoglicanos para os compartimentos extracelulares entre as células epiteliais. Os glicosaminoglicanos são hidrofílicos e, por isso, atraem água para o órgão do esmalte. A quantidade crescente de fluido aumenta o volume do compartimento extracelular do órgão do esmalte, e as células centrais são forçadas a separar-se. Uma vez que mantêm ligações entre si através dos seus contactos desmossómicos, ficam em forma de estrela. O centro do órgão do esmalte é assim denominado retículo estrelado.[7]

O papel do nó do esmalte: O nó do esmalte é composto por uma população transitória de células epiteliais que não se dividem e que aparecem durante a fase final do desenvolvimento dos botões no local das cúspides dos dentes primários. As células precursoras do nó do esmalte podem ser detectadas primeiro na ponta dos botões dentários pela expressão do gene p21, seguido pouco depois pelo Shh. Na fase de capuz, quando o nó do esmalte é visível histologicamente, expressa genes para muitas moléculas de sinalização, incluindo Bmp-2, Bmp-4, Fgf-4, Wnt-10b, Slit-1 e Shh. A expressão tridimensional destes genes revelou padrões espaciais e temporais altamente dinâmicos no nó do esmalte, à medida que se estende entre os epitélios interno e externo do esmalte, como o cordão do esmalte.[7]

Pensa-se que o nó do esmalte actua como um centro de sinalização, sendo responsável por dirigir a proliferação celular e a subsequente morfogénese das cúspides no órgão do esmalte em desenvolvimento. Nos dentes molares, o nó do esmalte secundário também aparece nos locais das futuras cúspides secundárias, quase certamente sob a influência do nó do esmalte primário. Tanto o nó de esmalte primário como o secundário expressam Fgf-4 e não se dividem; sabe-se que o Fgf-4 estimula a proliferação tanto do epitélio como do mesênquima. Foi proposto que esta proliferação celular induzida do órgão do esmalte em conjunto com a falta de divisão celular no nó do esmalte permite o crescimento e a dobragem das cúspides em desenvolvimento. Na fase de desenvolvimento do dente, as células do nó do esmalte sofrem apoptose e desaparecem, presumivelmente desligando a sua função de sinalização. O nó do esmalte é formado durante a fase final da formação do dente, quando se sabe que a capacidade de induzir a morfogénese do dente reside no mesênquima.[3]

A função de sinalização proposta para o nó do esmalte implica que uma estrutura derivada do epitélio tem um papel regulador a desempenhar nas fases posteriores da odontogénese. O nó do esmalte é aparentemente necessário para que a morfogénese do germe dentário progrida da fase de botão para a fase de capa.[3]

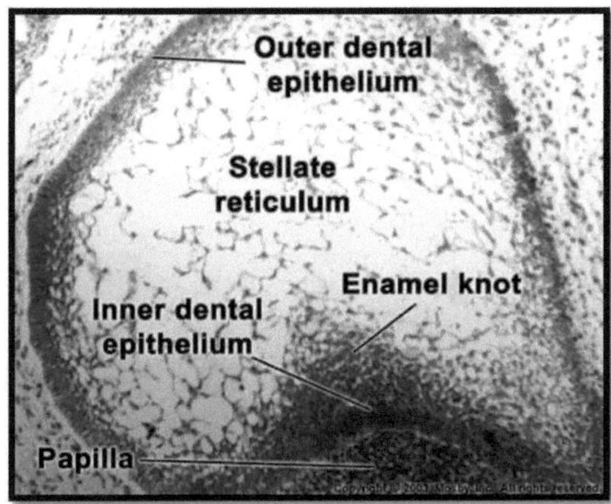

Fig. 27: O nó de esmalte.[7]

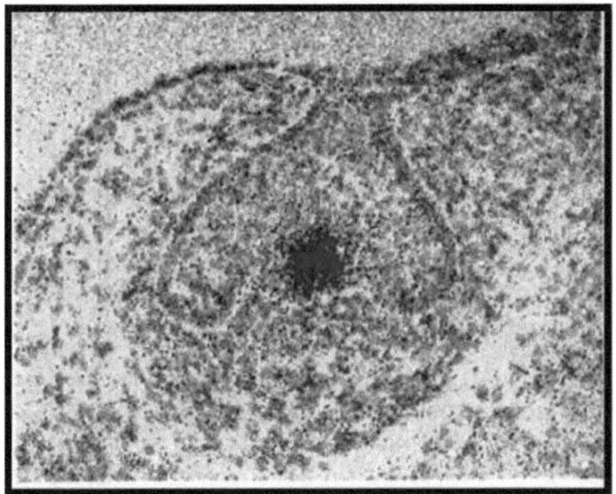

Fig. 28: Localização do mRNA do Fgf-4 (coloração vermelha) em um dente molar inferior em estágio de capuz por hibridização insitu. A expressão intensa pode ser vista no nó do esmalte.[3]

A ETAPA DO SINO

A quarta fase da odontogénese é a fase de sino, que ocorre na dentição primária entre a décima primeira e a décima segunda semana de desenvolvimento pré-natal. Caracteriza-se pela continuação do processo contínuo de proliferação, diferenciação e morfogénese. No entanto, a diferenciação em todos os níveis ocorre em sua extensão máxima e, como resultado, quatro tipos diferentes de células são agora encontrados dentro do órgão do esmalte. Estes tipos de células formam camadas e incluem o epitélio interno do esmalte, o epitélio externo do esmalte, o retículo estrelado e o stratum intermedium. Assim, a forma de tampa do órgão do esmalte evidente na última fase assume uma forma de sino.[15]

Durante esta fase, a coroa do dente assume a sua forma final (morfodiferenciação), e as células que irão formar os tecidos duros da coroa (ameloblastos e odontoblastos) adquirem o seu fenótipo caraterístico (histodiferenciação).[7]

A fase do sino pode ser dividida em:

- **Fase inicial do sino**
- **Fase tardia do sino**

Estágio inicial de sino: A configuração do epitélio interno do esmalte mapeia amplamente o padrão oclusal da coroa do dente. Esta dobragem está relacionada com a mitose diferencial ao longo do epitélio interno do esmalte. As futuras cúspides e as margens incisais são locais de maturação celular precoce, associada à cessação da mitose, enquanto as áreas correspondentes às fissuras e às margens do dente permanecem mitoticamente ativas. Assim, a altura da cúspide está mais relacionada com a continuidade do crescimento descendente da margem e das fissuras do que com a extensão ascendente das cúspides. Durante a fase de sino, quaisquer defeitos de reabsorção óssea que restrinjam o espaço para o desenvolvimento do germe dentário podem estar associados ao aumento do padrão de dobras do epitélio interno do esmalte, levando a mudanças na forma do dente.[16]

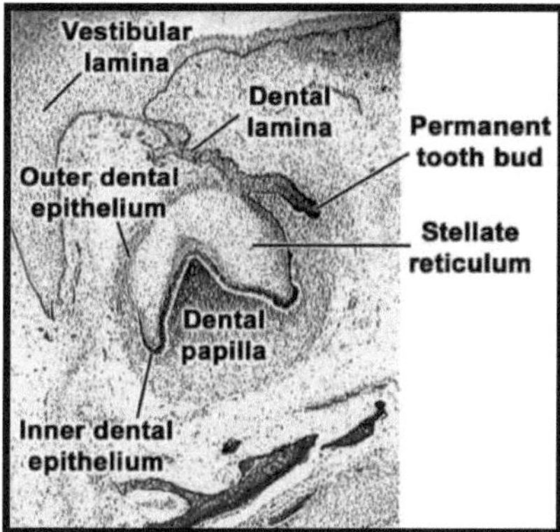

Fig. 29: Estágio inicial de desenvolvimento do dente em forma de sino. A superfície inferior do órgão do esmalte se aprofundou, dando ao órgão sua forma de sino. A papila dentária e o folículo dentário são evidentes.[16]

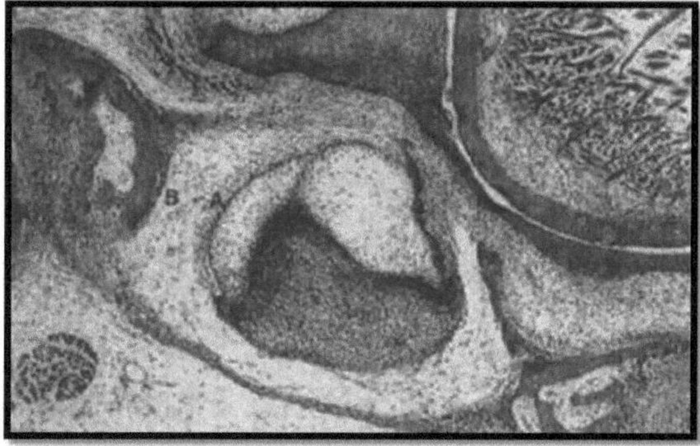

Fig. 30: Fase inicial de desenvolvimento do dente A- camada interna de revestimento do folículo dentário, B- camada externa do folículo dentário. (Tricrómio de Masson, X45).[16]

É durante a fase de desenvolvimento da campânula que a lâmina dentária se rompe e o órgão do esmalte perde a ligação com o epitélio oral. Ao mesmo tempo, a lâmina dentária entre os germes dentários também se degenera. Os restos da lâmina dentária podem permanecer na mucosa adulta como aglomerados de células em repouso (pérolas epiteliais de serres) que podem conter queratina e podem estar envolvidos na etiologia dos quistos.[16]

Entre o órgão do esmalte e a parede da cripta óssea em desenvolvimento encontra-se o tecido mesenquimatoso do folículo pericoronário, que é geralmente considerado como tendo três camadas. A camada de revestimento interno é vascular, apresentando condensação fibrocelular, com espessura de três a quatro células, circundando imediatamente o germe dentário; os núcleos das células tendem a ser alongados circunferencialmente. A camada externa do folículo dentário é representada por uma camada mesenquimal vascular que reveste o alvéolo em desenvolvimento. Entre as duas camadas encontra-se um tecido conjuntivo frouxo, sem concentração acentuada de vasos sanguíneos. Há evidências de que as células da camada interna do folículo dentário podem ser derivadas da crista neural.[16]

Um elevado grau de histodiferenciação é atingido na fase inicial da campânula. O órgão do esmalte apresenta quatro camadas distintas: epitélio externo do esmalte, retículo estrelado, estrato intermédio e epitélio interno do esmalte.[16] Com exceção do retículo estrelado, que ocupa o núcleo e a maior parte do órgão dentário e que é designado como tal devido à disposição em retículo dos seus componentes estrelados, as outras três camadas são assim designadas devido à sua localização. O epitélio externo do esmalte é designado por formar a superfície externa do sino, o epitélio interno do esmalte por formar o revestimento interno do sino e o estrato intermédio por estar localizado entre o retículo estrelado e o epitélio interno do esmalte.[1]

A alça cervical na margem do órgão do esmalte em forma de sino em expansão é um local de atividade mitótica. Aqui, as células centrais do retículo estrelado/stratum intermedium podem ser o local do nicho de células estaminais que fornecem células que passam para o epitélio interno do esmalte e formam ameloblastos. Este processo pode estar sob o controlo de proteínas notch no epitélio e de factores de crescimento, como o BMP4 e o FGF10, no mesênquima dentário adjacente.[14]

Epitélio interno do esmalte: O epitélio interno do esmalte é constituído por uma única camada de células que se diferenciam antes da amelogénese em células colunares altas chamadas ameloblastos. Estas células têm 4 a 5 pm de diâmetro e cerca de 40 pm de altura. As células do epitélio interno do esmalte exercem uma influência organizacional sobre as células mesenquimatosas subjacentes na papila dentária, que mais tarde se diferenciam em odontoblastos.[14]

Estrato intermediário: Algumas camadas de células escamosas formam o estrato intermédio, entre o epitélio interno do esmalte e o retículo estrelado. Os organelos citoplasmáticos bem desenvolvidos, os mucopolissacáridos ácidos e os depósitos de glicogénio indicam um elevado grau de atividade metabólica. Esta camada parece ser essencial para a formação do esmalte. Ela está ausente na parte do germe dentário que contorna a porção radicular do dente, que não forma o esmalte.[14]

Retículo estrelado: Quando comparado com o do estágio de capa, o retículo estrelado no estágio de sino se expande ainda mais, principalmente por um aumento na quantidade de fluido intercelular. As células têm forma de estrela, com longos processos que se anastomosam com os das células adjacentes. Antes do início da formação do esmalte, o retículo estrelado colapsa, reduzindo a distância entre os ameloblastos situados centralmente e os capilares de nutrientes perto do epitélio externo do esmalte. As suas células são então dificilmente distinguíveis das do estrato intermédio. Esta alteração começa na altura da cúspide ou do bordo incisal e progride cervicalmente.[14]

Epitélio externo do esmalte: Como o nome sugere, forma a camada externa de células cuboidais que limita o órgão do esmalte. Pensa-se que o epitélio externo do esmalte está envolvido na manutenção da forma do órgão do esmalte e na troca de substâncias entre o órgão do esmalte e o ambiente. A ansa cervical, na qual existe uma atividade mitótica considerável, situa-se na margem de crescimento do órgão do esmalte, onde o epitélio externo do esmalte é contínuo com o epitélio interno do esmalte.[16]

Estágio de sino tardio: O estágio de sino tardio do desenvolvimento dentário está associado à formação dos tecidos duros dentários, começando por volta da 18ath semana. A formação da dentina precede sempre a formação do esmalte. Crescimentos descendentes do epitélio externo do esmalte aparecem nos lados linguais dos órgãos do esmalte. Nos dentes decíduos, esses crescimentos linguais dão origem aos germes dentários dos sucessores permanentes e aparecem pela primeira vez ao lado dos incisivos por volta dos 5 meses *no útero.* Nos órgãos do esmalte dos dentes permanentes, no entanto, esses crescimentos descendentes acabam por desaparecer. Atrás do segundo molar decíduo, a lâmina dentária cresce para trás para dar origem, sucessivamente, aos dentes molares permanentes. Os primeiros dentes molares permanentes aparecem cerca de 6 meses *no útero*, os botões dentários do segundo molar permanente aparecem cerca de 6 meses após o nascimento, enquanto os do terceiro molar permanente aparecem cerca de 4-5 anos após o nascimento. Sob a influência indutiva dos ameloblastos em desenvolvimento (pré-ameloblastos), as células mesenquimais adjacentes da papila dentária tornam-se colunares e diferenciam-se em odontoblastos. Os odontoblastos envolvem-se então na formação de pré-dentina e dentina. A presença de dentina induz então os ameloblastos a secretar esmalte.[16]

DESENVOLVIMENTO DAS RAÍZES

O desenvolvimento da raiz é iniciado através das contribuições das células originárias do órgão do esmalte, da papila dentária e do folículo dentário. As células do epitélio do esmalte exterior e do epitélio do esmalte interior contactam na base do órgão do esmalte, a ansa cervical. Mais tarde, à medida que a coroa se completa, as células da ansa cervical continuam a crescer para longe da coroa e tornam-se as células da bainha radicular. As células da bainha radicular interna causam a formação da raiz, induzindo as células da papila dentária a formar odontoblastos, que por sua vez formarão a dentina radicular. A bainha radicular ditará se a raiz será única ou múltipla. O restante das células da papila dentária formará a polpa. As células do folículo dentário formam as estruturas de suporte dos dentes, o cemento e o ligamento periodontal.[17]

Desenvolvimento da bainha radicular: Após a conclusão da coroa, o epitélio do esmalte interno e externo na base da ansa cervical prolifera para formar uma bicamada de células epiteliais denominada bainha epitelial radicular de Hertwig. A primeira parte formada da bainha epitelial da raiz dobra-se para cima num ângulo de 450 para formar uma estrutura semelhante a um disco, o diafragma epitelial. Reduz o tamanho da abertura apical primária, que finalmente se torna o forame apical. O diafragma epitelial mantém um tamanho constante durante o desenvolvimento da raiz porque a continuidade da bainha da raiz cresce em comprimento no ângulo do diafragma e não na sua ponta. Com o aumento do comprimento da raiz, a coroa começa a afastar-se da base da cripta. Esta elevação do dente proporciona o espaço necessário para o crescimento contínuo do dente. Como resultado, o diafragma epitelial mantém a sua posição em relação à base da cripta. Assim, a raiz alonga-se ao mesmo ritmo que o dente erupciona.[17]

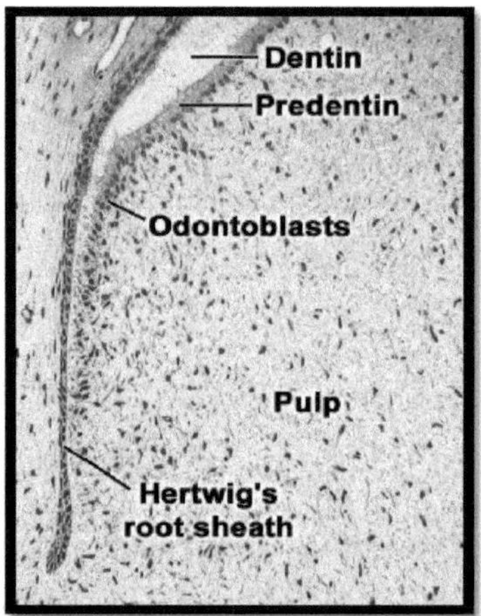

Fig. 31: Bainha epitelial radicular de Hertwig.[17]

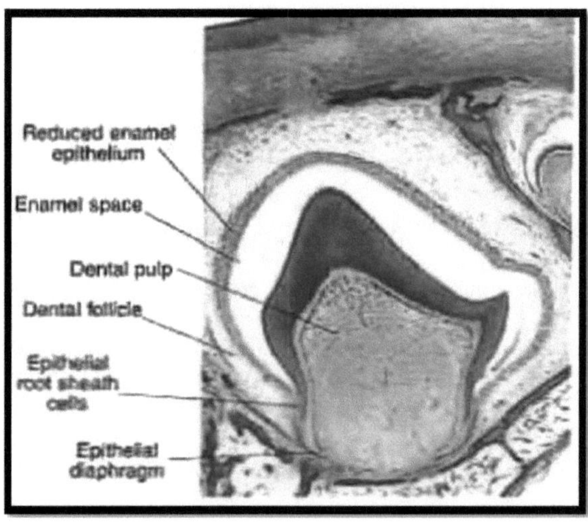

Fig 32: Início do desenvolvimento da raiz.[17]

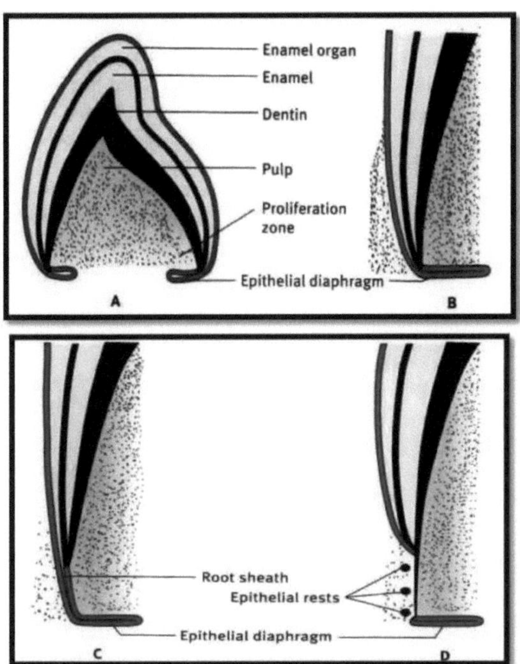

Fig 33: Diagrama mostrando três estágios de formação da raiz (A) Secção através do germe dentário, note o diafragma epitelial e a zona de proliferação da polpa (B) maior ampliação da região cervical de A (C) estágio imaginário mostrando o alongamento da bainha epitelial da raiz de Hertwig coronal ao diafragma. Diferenciação do odontoblasto na polpa alongada. (D) Numa área de proliferação, formou-se dentina. A bainha da raiz está dividida em restos epiteliais e está separada da dentina por tecido conjuntivo.[17]

Formação de uma única raiz: A formação da bainha radicular única ocorre através do crescimento da bainha radicular, como um manguito ou tubo, em torno das células da polpa dentária, seguido pelo desenvolvimento da dentina radicular. As células da camada interna da bainha radicular induzem as células adjacentes da papila dentária a diferenciarem-se em odontoblastos, que por sua vez formam a dentina. À medida que a primeira camada da matriz dentinária se mineraliza, as células epiteliais da bainha radicular separam-se da superfície da dentina radicular e ocorrem quebras na sua continuidade. As células da bainha radicular separadas começam então a migrar para longe da superfície da raiz, aprofundando-se nas áreas foliculares. As células mesenquimatosas ou ectomesenquimatosas do folículo pericoronário migram então entre os grupos de células epiteliais remanescentes para entrar em contacto com a superfície da raiz. Nessa superfície, elas se diferenciam em cementoblastos e secretam matriz cementária (cementóide) que, posteriormente, se mineraliza para formar o cemento. O alongamento da raiz continua progressivamente, com a proliferação das restantes células da bainha radicular na base do ângulo do diafragma epitelial. À medida que a raiz se alonga, o movimento compensatório da erupção proporciona espaço para um maior desenvolvimento da raiz.[17]

Formação de múltiplas raízes: Os dentes multirradiculares humanos têm em comum um tronco radicular, que é a área da base comum da raiz localizada entre o esmalte cervical e a área entre a qual ocorre a divisão da raiz. O desenvolvimento dos dentes multirradiculares ocorre de forma muito semelhante ao dos dentes unirradiculares até que a zona de furca esteja completa. A divisão da raiz ocorre pelo crescimento diferencial da bainha radicular. Na região do diafragma epitelial, os prolongamentos semelhantes a uma língua desenvolvem-se e crescem até entrarem em contacto com um ou dois prolongamentos opostos que se fundem um com o outro. Isto divide a abertura única original do tronco radicular em duas ou três aberturas. O epitélio continua então a proliferar a uma taxa igual no perímetro de cada uma das aberturas e forma diafragmas epiteliais e manguitos para mapear as raízes individuais à medida que estas se alongam. A área de contacto das extensões em forma de língua forma pontes epiteliais na zona de furca. Em cada ponte, as células internas da bainha epitelial da raiz induzem a formação de odontoblastos, que por sua vez produzirão um "vão" de dentina entre e à volta de cada raiz. Os odontoblastos continuam então a proliferar ao longo do assoalho pulpar coronal. A formação de dentina seguirá então a bainha radicular e produzirá as raízes múltiplas.[17]

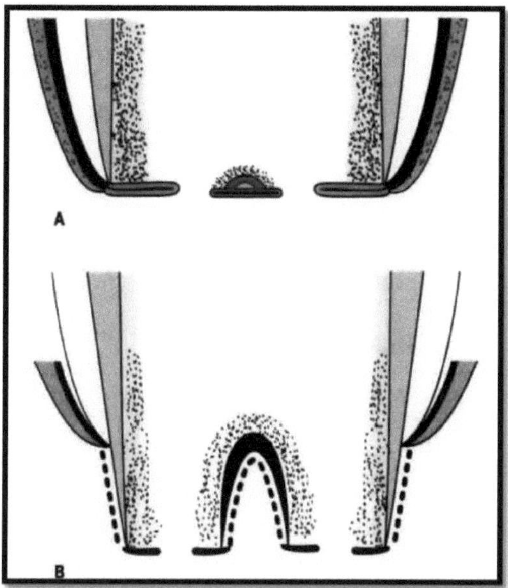

Fig 34: Etapas do desenvolvimento de dois dentes radiculares secções mesio-distais diagramáticas de um molar inferior (A) Início da formação de dentina na bifurcação (B) Formação de duas raízes em progresso.[17]

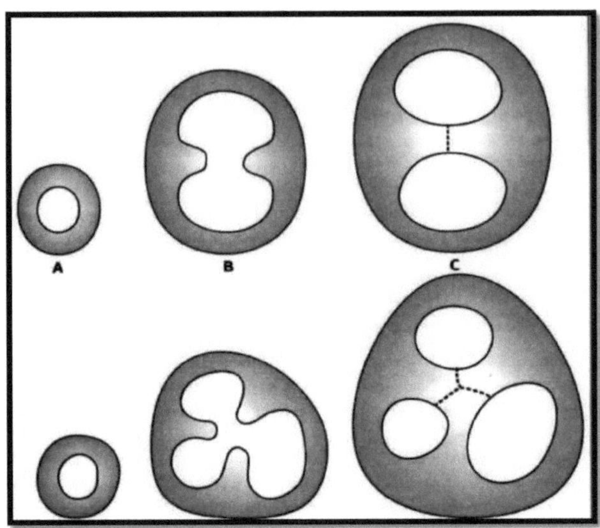

Fig. 35: Três estágios no desenvolvimento do dente com duas raízes e três raízes. Vista da superfície do diafragma epitelial. (A) Expande-se excentricamente de modo a formar retalhos epiteliais horizontais que, mais tarde, proliferam e se unem (linhas pontilhadas em C) e dividem a abertura cervical única em duas ou três aberturas.[17]

Destino da bainha epitelial radicular de Hertwig: Após a formação da dentina, a bainha epitelial da raiz rompe-se e os seus remanescentes migram para longe da superfície dentinária. Estes remanescentes encontram-se a alguma distância da raiz, no ligamento periodontal, e tornam-se os restos epiteliais de Malassez. Estas células persistem no ligamento periodontal durante toda a vida. São frequentemente encontradas perto da zona apical em indivíduos jovens até aos 20 anos de idade. Mais tarde, estas células tendem a ser vistas mais nas áreas cervicais do dente. Isto deve-se ao facto de as células epiteliais terem uma caraterística inerente de se moverem para a superfície e esfoliarem.[17]

Microscopicamente, as células epiteliais aparecem como uma rede de filamentos epiteliais ao longo da superfície da raiz, como ilhas isoladas de células rodeadas por tecido conjuntivo, ou como células isoladas em contacto estreito com o cemento. Esta descrição depende do facto de as células estarem a dividir-se, inactivas ou a sofrer lise celular.[17]

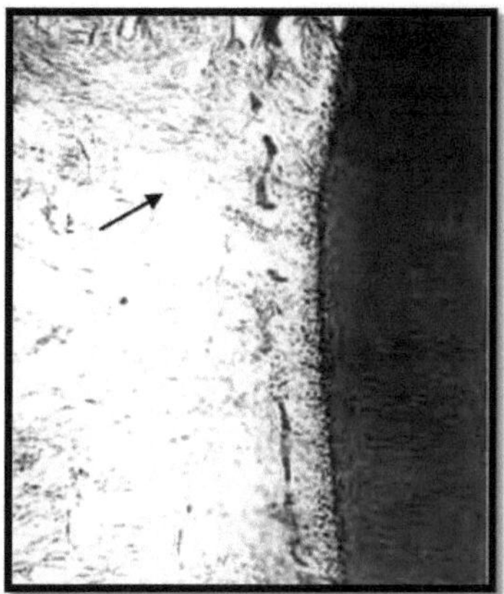

Fig. 36: Restos de células epiteliais de Malassez.[17]

CAPÍTULO 9. HISTOFISIOLOGIA DO DESENVOLVIMENTO DENTÁRIO

Vários processos fisiológicos de crescimento participam no desenvolvimento progressivo dos dentes. Com exceção da sua iniciação, que é um acontecimento momentâneo, estes processos sobrepõem-se consideravelmente, e muitos são contínuos ao longo das várias fases morfológicas da odontogénese. No entanto, cada processo fisiológico tende a predominar mais numa fase do que na outra.[14]

As cinco fases fisiológicas do desenvolvimento dentário são:

1. Iniciação
2. Proliferação
3. Histodiferenciação
4. Morfodiferenciação
5. Aposição

Iniciação: As lâminas dentárias e os botões dentários associados representam as partes do epitélio oral que têm o potencial para a formação de dentes. Diferentes dentes são iniciados em momentos diferentes. A indução da iniciação requer uma interação ectomesenquimal-epitelial. Foi demonstrado que o mesênquima da papila dentária pode induzir ou instruir o epitélio dentário e mesmo o epitélio não dentário a formar esmalte.[14]

Proliferação: A atividade proliferativa intensificada ocorre nos pontos de iniciação e resulta sucessivamente nas fases de botão, capuz e sino do órgão odontogénico. O crescimento proliferativo provoca uma mudança regular no tamanho e na proporção do germe dentário em crescimento. Mesmo durante a fase de proliferação, o germe dentário já tem o potencial de se tornar mais desenvolvido. Isto é ilustrado pelo facto de os explantes destas fases iniciais continuarem a desenvolver-se em cultura de tecidos através das fases subsequentes de histodiferenciação e crescimento aposicional.[14]

Histodiferenciação: As células formadoras dos germes dentários que se desenvolvem durante a fase proliferativa sofrem alterações morfológicas e funcionais definidas e adquirem a sua atribuição funcional. As células diferenciam-se e abandonam a sua capacidade de se multiplicarem à medida que assumem a sua nova função; esta lei rege todas as células em diferenciação. Esta fase atinge o seu desenvolvimento máximo na fase de sino do órgão do esmalte, imediatamente antes do início da formação e da aposição da dentina e do esmalte. As células do epitélio interno do esmalte provocam a diferenciação das células da papila dentária em odontoblastos durante a fase de sino. Com a formação da dentina, as células do epitélio interno do esmalte diferenciam-se em ameloblastos e a matriz do esmalte forma-se em frente à dentina. Assim, a formação da dentina precede e é essencial para a formação do esmalte.[14]

Morfodiferenciação: O padrão morfológico, ou forma básica e tamanho relativo do futuro dente, é estabelecido na morfodiferenciação, ou seja, pelo crescimento diferencial. A morfodiferenciação é, portanto, impossível sem proliferação. A fase de campânula avançada marca não só a histodiferenciação ativa, mas também uma fase importante de morfodiferenciação na coroa, delineando a futura junção dentino-esmalte. As junções dentino-esmalte e dentinocementária, que são diferentes e caraterísticas para cada tipo de dente, actuam como um padrão de impressão azul. Em conformidade com este padrão, os ameloblastos, odontoblastos e cementoblastos depositam esmalte, dentina e cemento, respetivamente, dando assim ao dente completo a sua forma e tamanho caraterísticos.[14]

Aposição: A aposição é a deposição da matriz das estruturas dentárias duras. O crescimento por aposição do esmalte e da dentina é uma deposição semelhante a uma camada de uma matriz extracelular. Este tipo de crescimento é, portanto, aditivo. É o cumprimento dos planos delineados nas fases de histodiferenciação e morfodiferenciação. O crescimento aposicional é caracterizado pela deposição regular e rítmica da matriz extracelular, que é, por si só, incapaz de continuar a crescer. Os períodos de atividade e de repouso alternam-se em intervalos definidos durante a formação do dente.[14]

CAPÍTULO 10. AMELOGÉNESE

A amelogénese, ou formação do esmalte, é um processo em duas etapas. Quando o esmalte se forma pela primeira vez, mineraliza apenas parcialmente até cerca de 30%. Subsequentemente, à medida que a matriz orgânica se decompõe e mais de 90% da matriz orgânica é removida, os cristais tornam-se mais largos e mais espessos. Este processo, em que a matriz orgânica e a água são perdidas e o mineral é adicionado, acentua-se após a formação de toda a espessura da camada de esmalte, atingindo um conteúdo mineral superior a 96%.[7]

Regulação da diferenciação dos ameloblastos: A diferenciação do ameloblasto e do odontoblasto é regulada por interações epiteliais mesenquimatosas, tal como a morfogénese dentária, e as mesmas moléculas de sinalização têm sido implicadas. Os sinais da superfamília TGF0 regulam a formação do esmalte e da dentina. Evidências recentes de ratinhos transgénicos indicam que a BMP4 é a principal molécula de sinalização que regula a diferenciação dos ameloblastos e a formação do esmalte. Este estudo também revelou uma função inibitória do folículo dentário na amelogénese. Foi demonstrado que a activina do folículo dentário induz a expressão da follistatina nos pré-ameloblastos e que a follistatina, por sua vez, antagoniza a função da Bmp4 derivada dos odontoblastos como indutora dos ameloblastos.[12]

Microscopia de luz da amelogénese: Na fase de sino tardio, a maioria das caraterísticas de microscopia de luz da amelogénese pode ser vista numa única secção. Assim, na região da alça cervical, as células colunares baixas do epitélio interno do esmalte são claramente identificáveis. À medida que o epitélio interno do esmalte é traçado coronalmente num germe dentário em fase de coroa, as suas células tornam-se altas e colunares, e os núcleos ficam alinhados nas extremidades proximais das células adjacentes ao stratum intermedium. Pouco depois do início da formação da dentina, ocorrem no órgão do esmalte várias alterações morfológicas distintas e quase simultâneas, associadas ao início da amelogénese. As células do EIE, agora ameloblastos, começam a segregar mais ativamente proteínas do esmalte que se acumulam e participam imediatamente na formação de uma camada inicial de esmalte parcialmente mineralizada que não contém quaisquer bastonetes. À medida que a primeira camada de esmalte é formada, os ameloblastos afastam-se da superfície da dentina. O esmalte é facilmente identificado como uma camada de coloração profunda em secções desmineralizadas de hematoxilina-eosina. Um processo importante na produção e organização do esmalte é o desenvolvimento da extensão citoplasmática dos ameloblastos, o processo de Tomes, que se projeta e interdigita com o esmalte recém-formado. Nas secções de dentes humanos em formação, o processo de Tomes dá à junção entre o esmalte e os ameloblastos uma aparência de cerca de estacas ou de dentes de serra.[7]

Quando a formação de toda a espessura do esmalte está completa, os ameloblastos entram no estágio de maturação. Normalmente, esse estágio começa com uma breve fase de transição durante a qual ocorrem mudanças morfológicas significativas. Estes ameloblastos transitórios pós-secretores encurtam-se e reestruturam-se em células de maturação mais achatadas.[7]

As células do estrato intermédio subjacente, do retículo estrelado e do epitélio externo do esmalte reorganizam-se de tal forma que já não é possível reconhecer as camadas individuais. Os vasos sanguíneos invaginam-se profundamente nas células, sem romper a lâmina basal associada ao aspeto exterior do órgão do esmalte, formando uma estrutura convoluta designada por camada papilar.[7]

Finalmente, quando o esmalte está completamente maduro, a camada de ameloblastos e a camada papilar adjacente regridem e, juntas, constituem o epitélio reduzido do esmalte. Os ameloblastos param de se modular, reduzem o tamanho e assumem uma aparência cuboidal. Este epitélio, embora já não esteja envolvido na secreção e maturação do esmalte, continua a cobri-lo e tem uma função protetora. Em caso de rutura prematura do epitélio, acredita-se que as células do tecido conjuntivo entrem em contacto com o esmalte e depositem cemento sobre o esmalte. No entanto, durante esta fase de proteção, a composição do esmalte pode ainda ser modificada. O epitélio reduzido do esmalte permanece até à erupção do dente. À medida que o dente atravessa o epitélio oral, a parte do epitélio reduzido do esmalte situada incisalmente é destruída, enquanto a parte encontrada cervicalmente interage com o epitélio oral para formar o epitélio juncional.[7]

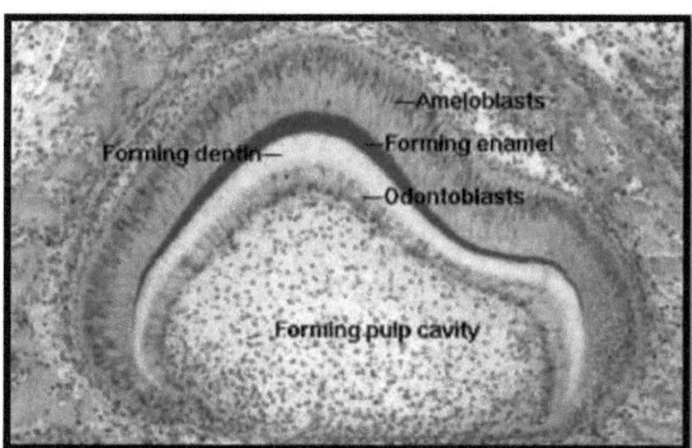

Fig. 37: Microscopia de luz da formação do esmalte[7]

MICROSCOPIA ELECTRÓNICA DA AMELOGÉNESE

Os estudos ultra-estruturais da formação do esmalte por microscopia eletrónica contribuíram grandemente para a compreensão deste processo complexo. A amelogénese foi descrita em seis fases, mas é geralmente subdividida em três fases funcionais principais, designadas por fases pré-secretora, secretora e de maturação. Classicamente, os ameloblastos de cada fase têm sido descritos como desempenhando funções mais ou menos exclusivas.[7]

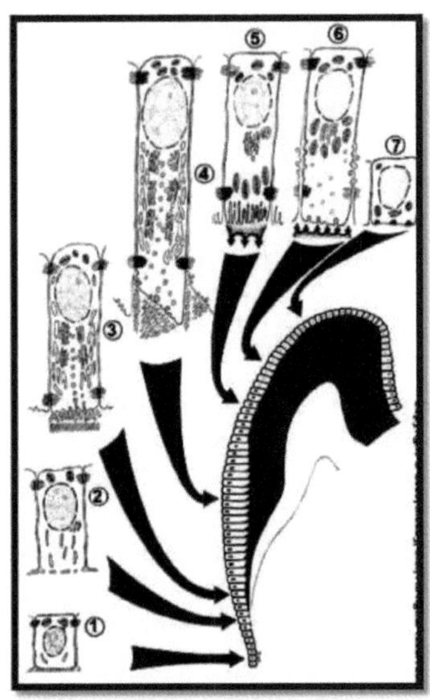

Fig. 38: As várias fases funcionais dos ameloblastos, tal como ocorrem num dente humano. (1) Fase morfogenética; (2) Fase de histodiferenciação; (3) Fase secretora inicial (processo "no tomes"); (5) ameloblasto com extremidade rugosa da fase maturativa; (6) ameloblasto com extremidade lisa da fase de maturação; (7) fase de proteção.[7]

Fase pré-secretora:

Fase morfogenética: durante a fase de sino do desenvolvimento do dente, a forma da coroa é determinada. Está presente uma lâmina basal entre o epitélio externo do esmalte e o folículo pericoronário e entre as células do epitélio interno do esmalte e a papila dentária. As células do epitélio interno do esmalte ainda podem sofrer divisão mitótica. São cuboidais ou colunares baixas, com um núcleo grande localizado centralmente e elementos de golgi pouco desenvolvidos na porção proximal da célula[7]

Fase de diferenciação: À medida que as células do epitélio interno do esmalte se diferenciam em ameloblastos, elas alongam-se e os seus núcleos deslocam-se proximalmente em direção ao estrato intermédio. A lâmina basal que as suporta é fragmentada por projecções citoplasmáticas e desintegra-se durante a formação do manto de predentina. O complexo de golgi aumenta de volume e migra distalmente de sua posição proximal para ocupar a maior parte do citoplasma supranuclear. O retículo endoplasmático e as mitocôndrias aumentam e agrupam-se significativamente na região proximal. Um segundo complexo juncional se desenvolve na extremidade distal da célula, compartimentalizando o ameloblasto em um corpo e uma extensão distal chamada processo de tomos, contra o qual o esmalte se forma. Assim, o ameloblasto torna-se uma célula polarizada, com a maioria dos organelos situados no corpo celular distal ao núcleo. Essas células não podem mais se dividir.[7]

Embora no passado estes ameloblastos em diferenciação tenham sido considerados como células não secretoras, a investigação demonstra agora claramente que a produção de algumas proteínas do esmalte começa muito mais cedo do que o previsto, mesmo antes da perda da lâmina basal que separa o pré-ameloblasto e o pré-odontoblasto. Os ameloblastos adjacentes estão alinhados uns com os outros e as especializações de ligação, ou complexos juncionais, entre eles mantêm o alinhamento. Esses complexos circundam a célula nas suas extremidades distal e proximal. Estes complexos juncionais desempenham um papel importante na amelogénese, mantendo os ameloblastos unidos e determinando, em alturas diferentes, o que pode e o que não pode passar entre eles para entrar ou sair do esmalte.[7]

Fase secretora: No início da fase secretora, os ameloblastos tornaram-se células longas e colunares com mais de 60 pm de altura e 2-4 pm de largura, com seus núcleos na extremidade basal. Após a deposição do esmalte aprismático fino inicial, forma-se um processo em forma de cone, processo tomes, na extremidade distal e secretora dos ameloblastos. A forma do processo tomes é responsável pela estrutura prismática do esmalte. Parece haver uma relação entre o tamanho do ameloblasto e o padrão de prisma. Normalmente, verifica-se que os prismas de padrão 3 são produzidos pelos ameloblastos maiores e os de padrão 2 pelos mais pequenos. Com o desenvolvimento do processo de tomos, a forma da frente de mineralização muda para um arranjo de "cerca de estacas".[16]

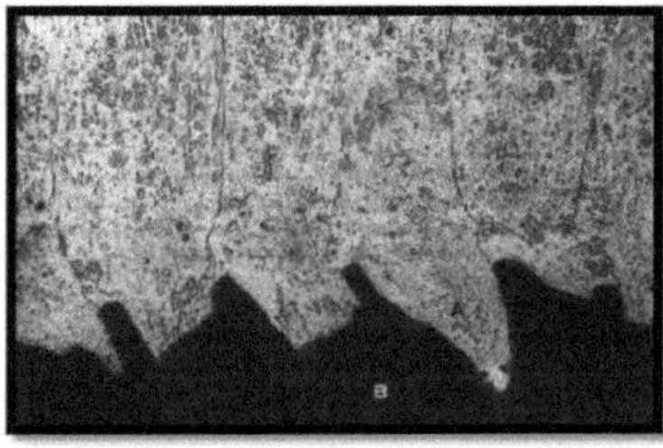

Fig. 39: TEM mostrando ameloblastos secretores avançados com o seu processo de Tomes. B esmalte em desenvolvimento.[16]

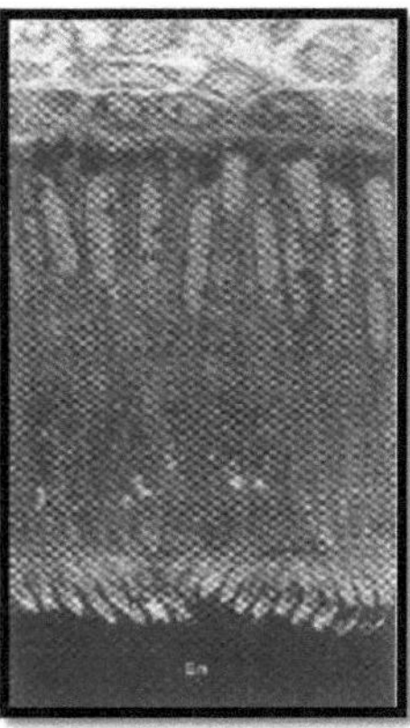

Fig. 40: Secção mostrando ameloblastos secretores, (en) esmalte. É de notar que o núcleo se encontra afastado do esmalte em formação.[16]

À medida que os ameloblastos passam do estágio pré-secretor para o secretor, há uma agregação acentuada de vesículas na extremidade distal dos ameloblastos. O material contido nas vesículas representa a matriz orgânica do esmalte. O conteúdo do esmalte é descarregado no espaço extracelular, tanto na extremidade distal da célula como entre as membranas celulares dos ameloblastos adjacentes. À medida que a matriz do esmalte é secretada, os ameloblastos são empurrados para fora, afastando-se da superfície da dentina. Dentro da matriz orgânica, os primeiros cristalitos de hidroxiapatite do esmalte aparecem quase imediatamente. Os primeiros cristalitos formados são finos e semelhantes a agulhas e muito mais pequenos do que os cristalitos do esmalte maduro.[16]

Os prismas de esmalte alongam-se gradualmente. Cada incremento diário leva a estriações cruzadas. Aproximadamente a cada 7 dias, as estrias cruzadas proeminentes produzem a aparência de estrias de esmalte. Estas estrias terminam numa superfície chamada perikymata. Nos dentes que estão a mineralizar-se à nascença, existe uma linha incremental exagerada, a linha neonatal. A fase secretora termina quando toda a espessura da matriz do esmalte é depositada. O processo de tomos retrai-se para que as extremidades distais se tornem planas e uma fina camada final de esmalte aprismático é formada na superfície. Os cristalitos no esmalte superficial correm todos paralelamente uns aos outros.[16]

Fase de maturação: Antes da erupção do dente na cavidade oral, o esmalte endurece. O crescimento dos cristais durante a fase de maturação ocorre à custa das proteínas da matriz e do fluido do esmalte, que estão em grande parte ausentes no esmalte maduro. Embora os ameloblastos do estágio de maturação sejam geralmente considerados células pós-secretoras, eles ainda sintetizam e secretam proteínas. Estes ameloblastos ainda exibem um complexo de golgi proeminente, uma caraterística estrutural consistente com esta atividade. O significado da produção continuada de matriz enquanto ocorre uma grande remoção de matriz não é claro.[7]

Fase de transição: Os ameloblastos sofrem agora alterações morfológicas significativas em preparação para o seu próximo papel funcional, o da maturação do esmalte. Ocorre uma breve fase de transição envolvendo uma redução na altura dos ameloblastos e uma diminuição no seu volume e conteúdo de organelas. Durante o estágio de maturação, os ameloblastos sofrem morte celular programada.[7]

Maturação propriamente dita: Em seguida, a principal atividade dos ameloblastos é a remoção em massa de água e material orgânico do esmalte para permitir a introdução de material inorgânico adicional. A atividade visualmente mais dramática destas células é a modulação, a criação cíclica, a perda e a recriação de um bordo rugoso altamente invaginado ou de um bordo liso. A modulação pode ser visualizada através de corantes especiais e ocorre em ondas que percorrem a coroa de um dente em desenvolvimento, das regiões menos maduras para as regiões mais maduras do esmalte.[7]

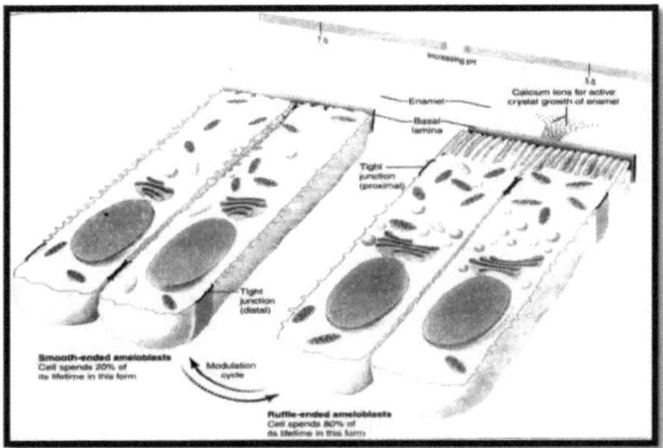

Fig. 41: Morfologia funcional dos ameloblastos em fase de maturação com extremidades rugosas e com extremidades lisas [7]

O significado da modulação é incerto, mas parece estar relacionado com a manutenção de um ambiente que permite a acumulação de conteúdo mineral e a perda de matriz orgânica, em parte através da alteração da permeabilidade do órgão do esmalte. Os ameloblastos de extremidade rugosa possuem junções proximais que são permeáveis e junções distais que são estanques, enquanto a maioria dos ameloblastos de extremidade lisa possui junções distais que são permeáveis e junções proximais que são estanques.[7]

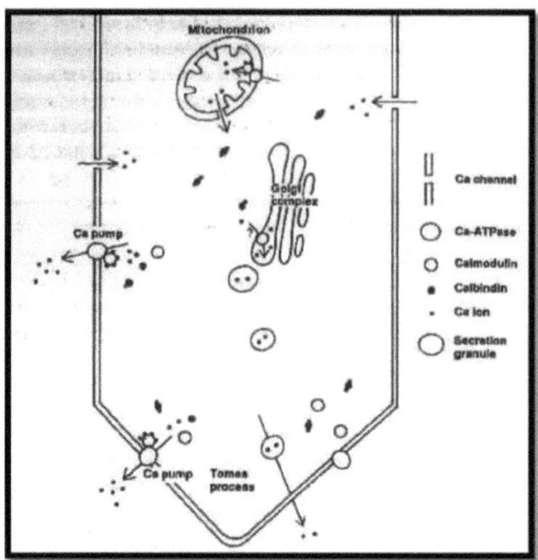

Fig. 42: Modelo que mostra o movimento intracelular de cálcio proposto em ameloblastos.[7]

Os dados disponíveis sugerem que os iões de cálcio necessários para o crescimento ativo dos cristais passam através dos ameloblastos com extremidade em rufo (porque as suas junções distais são apertadas), mas ao longo dos lados dos ameloblastos com extremidade lisa, mais permeáveis. A incorporação ativa de iões minerais nos cristais ocorre em relação aos ameloblastos de extremidade rugosa. No que diz respeito à retirada da matriz orgânica do esmalte em maturação, existem agora provas suficientes para indicar que a reabsorção ativa de proteínas intactas pelos ameloblastos não é o principal mecanismo para a perda de matriz orgânica observada durante a formação do esmalte. Isto é atribuído em grande parte à ação de enzimas de degradação em massa que actuam extracelularmente para digerir as várias proteínas da matriz em fragmentos suficientemente pequenos para poderem deixar a camada de esmalte. Os fragmentos de polipéptidos que saem do esmalte passam provavelmente entre as junções distais das células terminais lisas e difundem-se lateralmente entre os ameloblastos para serem absorvidos ao longo da sua superfície basolateral. Assim que os ameloblastos completam a fase de transição e iniciam a primeira série de ciclos de modulação, eles depositam uma lâmina basal no seu ápice agora achatado. A lâmina basal adere à superfície do esmalte e os ameloblastos ligam-se a ela por meio de hemidesmossomas. Os constituintes típicos da lâmina basal, como o colagénio tipo IV, não foram demonstrados. No entanto, foi demonstrado que a lâmina basal contém laminina-5, que é essencial para a formação de hemidesmossomas. Os doentes com deficiência de laminina-5 apresentam hipoplasia focal do esmalte. Além disso, a lâmina basal está situada de tal forma que pode transmitir ao ameloblasto informações sobre o estado do componente dinâmico do esmalte.[7]

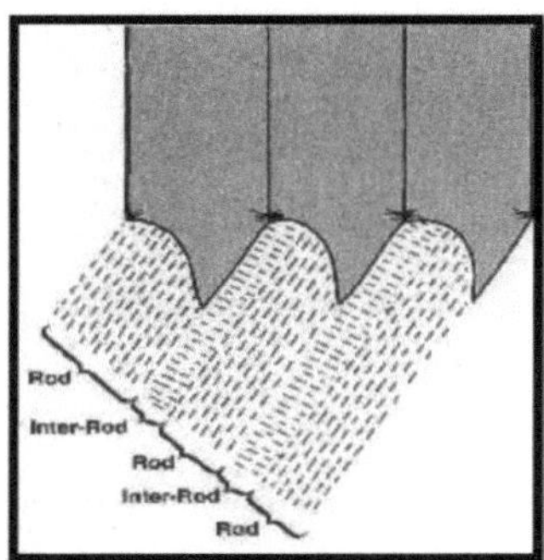

Fig. 43: A relação entre o processo de tomos e a formação do prisma de esmalte. O esmalte do núcleo do limite do prisma/região interprismática difere largamente na orientação dos cristais, o que é determinado pela forma do processo de tomos. Cada prisma é formado por um único ameloblasto, mas quatro contribuem para cada região interprismática. As áreas de limite do prisma são formadas primeiro, dando ao esmalte em desenvolvimento uma configuração semelhante a uma fossa.[7]

Fase de proteção: À medida que a maturação do esmalte se aproxima do fim, os ameloblastos segregam agora um material entre as extremidades distais, agora achatadas, das células e a superfície do esmalte. Este material parece morfologicamente idêntico à laminina basal. Nesta fase, os ameloblastos protegem a superfície do esmalte recém-formado do tecido conjuntivo folicular. Se falharem por qualquer razão, as células do tecido conjuntivo diferenciam-se em cementoblastos e depositam cimento na superfície do esmalte. No entanto, durante esta fase de proteção, a célula ainda é capaz de modificar a composição do esmalte. Por exemplo, o flúor, se disponível, ainda pode ser incorporado no esmalte de dentes não irrompidos, e há evidências de que o conteúdo de flúor é maior nos dentes que têm o maior interregno entre a conclusão da formação do esmalte e a erupção do dente.[7]

Singularidade da amelogénese: A amelogénese é única em muitos aspectos. A célula secretora é uma célula epitelial, enquanto todas as outras células secretoras dos tecidos duros são ectomesenquimatosas. Os tecidos duros não colagénicos estão envolvidos na mineralização do esmalte, enquanto em todos os outros tecidos duros o colagénio desempenha um papel importante. A matriz do esmalte não contém colagénio, ao passo que nos outros tecidos duros o colagénio é a principal proteína. A matriz do esmalte é parcialmente mineralizada, enquanto noutros tecidos é não mineralizada. Por conseguinte, o esmalte não possui uma fase orgânica distinta, como o osteoide, a predentina ou o cementóide. Não há absorção da matriz secretada noutros tecidos duros, mas na formação do esmalte 90% da matriz secretada é absorvida e esta atividade é realizada pelos próprios ameloblastos. Após a formação do esmalte, os ameloblastos sofrem apoptose, pelo que a formação do esmalte não ocorre mais tarde.[14]

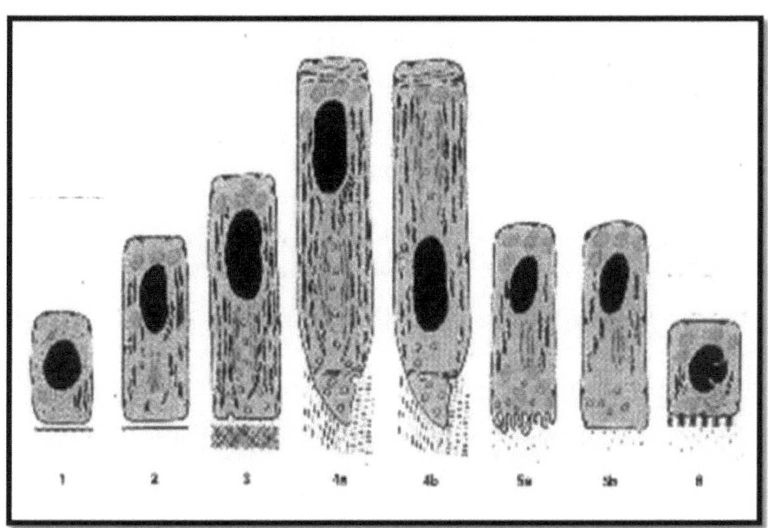

Fig 44 : O ciclo de vida do ameloblasto. As células do EIE (1) começam a se diferenciar, dando início ao futuro DEJ da ponta da cúspide. A célula em diferenciação (2) é caracterizada por uma polaridade invertida. A célula torna-se colunar e o núcleo desloca-se para a parte mais afastada da dentina. Na fase seguinte (3), a célula segrega o componente inicial do esmalte da junção esmalte-dentina. À medida que a célula recua, o pólo secretor torna-se morfologicamente distinto como um processo piramidal de Tomé (4a), formando-se cristais em ambas as superfícies do processo. A região proximal entre os dois processos, profundamente nas regiões juncionais, segrega sempre à frente da região distal, de modo que se formam fossas rodeadas pelo esmalte inter-radicular. Estas são depois preenchidas, dando a configuração de prisma do tecido. A secreção simultânea de material orgânico e mineral continua até que toda a espessura do tecido esteja formada. Nesta fase de secreção, podem distinguir-se dois aspetos dos ameloblastos pela posição dos núcleos dentro da célula: alto (4a) e baixo (4b). Perto do final da secreção, a maioria dos núcleos altos deslocou-se para uma posição baixa. No final da secreção, os ameloblastos perdem o seu processo de tomas (5a). A fase de maturação dura 2 a 3 vezes mais do que a fase secretora. Durante a fase de maturação existe uma modulação regular e repetitiva da morfologia celular

entre uma superfície rugosa (5a) e uma superfície lisa (5b), em contacto com o esmalte. Uma vez concluída a fase de maturação, as células regridem para uma altura inferior (6). Nesta fase, servem para proteger o esmalte durante a erupção e alteram a sua contribuição para o epitélio juncional.[7]

PROTEÍNAS DA MATRIZ DO ESMALTE

Durante o processo de amelogénese, os ameloblastos segregam várias classes de proteínas e enzimas da matriz. O papel exato destas proteínas na nucleação dos cristais, na orientação dos cristais e no crescimento e maturação dos cristais não é totalmente conhecido. A purificação e identificação das proteínas da matriz do esmalte têm sido difíceis, porque são degradadas pouco depois de serem libertadas. Para além disso, as proteínas contaminantes do soro também chegam ao esmalte.[17]

As proteínas do esmalte são classificadas como pertencentes a um de dois grandes grupos, amelogeninas ou não amelogeninas

Amelogeninas: As amelogeninas, que foram designadas por Eastoe (1965), são uma classe de proteínas predominantes da matriz do esmalte e constituem cerca de 80% da matriz do esmalte jovem. Estas são geralmente proteínas hidrofóbicas com uma sequência hidrofílica no seu terminal carboxi. Além disso, contêm níveis elevados dos aminoácidos prolina, glutamina, histidina e leucina.[18] Os cristais do esmalte são os maiores cristais encontrados nos tecidos mineralizados do corpo. O seu crescimento em comprimento, espessura e largura é controlado pelas suas interações com as amelogeninas durante o desenvolvimento. O crescimento dos cristais de esmalte em largura e espessura é impedido ou controlado pela presença de amelogeninas e talvez de enamelinas nas superfícies. Além de orientar o crescimento, foi proposto que as amelogeninas actuam como espaçadores de 20 nm para evitar a fusão prematura dos cristais.[17]

Não-amelogeninas: O papel das não-amelogeninas no crescimento do cristal é menos bem compreendido. As principais proteínas matriciais deste grupo são a tuftelina, a sheathlin, a enamelina, as proteínas sulfatadas do esmalte e a amelotina.[17]

Enamelinas: As moléculas-mãe ricas em glicina são as maiores proteínas do esmalte, com pesos moleculares de 142 ND e 89 kDa. São segregadas na camada mais externa do esmalte recém-formado, mas são posteriormente decompostas em moléculas mais pequenas. As esmaltinas estão localizadas principalmente nos núcleos dos prismas. Podem formar agregados com outras proteínas na matriz orgânica e, sendo observadas na região da junção esmalte-dentina, alguns postulam que controlam o crescimento dos cristais de esmalte através de uma ação inibidora.[16]

Ameloblastina (amelina, sheathlin): A proteína é encontrada inicialmente no núcleo do prisma, perto dos ameloblastos secretores, enquanto produtos de degradação mais pequenos estão presentes no limite do prisma. Por esta razão, alguns atribuíram-lhe uma função na geração da estrutura do prisma.[16]

Tuftelina: Como esta é uma das primeiras proteínas a ser produzida, tanto antes das proteínas amelogeninas como antes da diferenciação dos ameloblastos, tem sido sugerido que uma das suas primeiras funções é como molécula sinalizadora durante as interações epiteliais mesenquimais. A sua presença na junção esmalte-dentina tem implicado a possibilidade de esta proteína estar envolvida como nucleadora no início da mineralização inicial do esmalte. Após a maturação, alguma proteína permanece na região correspondente aos tufos de esmalte, sendo por isso designada por proteína dos tufos.[16]

Proteínas sulfatadas do esmalte: Estas representam as proteínas ácidas do esmalte que estão presentes em pequenas quantidades e parecem ser degradadas em cerca de 1 a 2 horas após a sua secreção. A sua função é desconhecida.[16]

Enzimas proteolíticas: Também estão presentes no esmalte em desenvolvimento baixas concentrações de proteinases e mettaloproteinases, incluindo a enamelisina e a calicrenina 4. A atividade da fosfatase alcalina também está presente. A atividade destas enzimas atinge o seu pico no início da maturação, quando a maior parte das proteínas do esmalte é perdida.[16]

Produtos derivados do soro: Existem algumas proteínas presentes na matriz do esmalte que não são secretadas pelos ameloblastos, mas são derivadas do soro. Devido à sua afinidade com a hidroxiapatita, estas proteínas são absorvidas pelo esmalte em desenvolvimento. A principal proteína do soro identificada no esmalte em desenvolvimento é a albumina, que tem a propriedade de inibir o crescimento mineral.[16]

Amelotina: Proteína recentemente descoberta, produzida pelos ameloblastos na fase de maturação, sendo por isso expressa mais tarde do que as outras proteínas do esmalte. Como está mais frequentemente associada às lâminas basais, pode desempenhar um papel na adesão celular.[16]

Proteína	**Função**
Sialofosfoproteína da dentina	Mineral Denovo
Amelogenina, não amelogenina	Ligação de iões minerais como cristal
Amelogenina não amelogenina	Controlo do crescimento dos cristais

Amelogenina, não amelogenina	Suporte de cristais em crescimento
Ameloblastina	Determinação do padrão prismático
Tuftelina, ameloblastina	Sinalização celular
Produtos de decomposição	Controlo da secreção
Amelogenina, não amelogenina	Proteção da fase mineral

CAPÍTULO 11. DENTINOGÉNESE

A formação da dentina começa quando o germe dentário atinge o estágio de desenvolvimento de sino. O órgão do esmalte está completamente formado, com o EIE diferenciado e pronto para secretar a matriz do esmalte, embora o esmalte ainda não tenha sido depositado. Por convenção, a papila dentária torna-se a polpa dentária após o início da dentinogénese.[16]

A formação da dentina segue um padrão anatómico específico. Começa onde as cúspides serão posteriormente formadas e continua uniformemente pelas encostas das cúspides e pelas paredes da coroa até à ansa cervical. Esta é a dentina coronal. A dentina radicular forma-se então à medida que a bainha radicular se estende e os odontoblastos se diferenciam na sua superfície pulpar. A dentinogénese continua e a espessura da dentina aumenta de forma constante até que, num ponto pré-determinado, abranda drasticamente e a dentina secundária é depositada lentamente. Esta é uma alteração relacionada com a idade, tal como a formação de dentina peritubular.[16]

A dentinogénese é um processo contínuo mas, para fins descritivos, é subdividida em cinco fases: [16]

1) Diferenciação de odontoblastos

2) Deposição de matriz orgânica

3) Mineralização e modificação

4) Formação de dentina peritubular e secundária

5) Formação de dentina terciária em resposta a lesões

DIFERENCIAÇÃO DE ODONTOBLASTOS

O desenvolvimento dos odontoblastos, que são células polarizadas pós-mitóticas alinhadas como uma única camada na periferia da polpa dentária, inclui etapas como competência, compromisso e diferenciação em células que secretam matriz dentinária, seguidas de mineralização. A diferenciação dos odontoblastos, que ocorre na E17-18, é caracterizada pela expressão recorrente dos genes Msx e de outras moléculas que também são expressas durante o desenvolvimento inicial do dente. No início do programa odontogénico, as células mesenquimatosas da papila dentária têm o potencial de se tornarem odontoblastos ou células da polpa dentária, sendo esta decisão influenciada por eventos morfogenéticos que ocorrem na junção epitelial mesenquimatosa. Os pré-odontoblastos estão localizados na vizinhança do epitélio interno do esmalte, e a interação entre estes tecidos controla tanto o processo de diferenciação como a distribuição espacial da diferenciação. A diferenciação terminal dos odontoblastos é caracterizada por uma série de eventos citológicos e funcionais.[2]

O papel do epitélio interno do esmalte tem sido amplamente estudado. O processo de diferenciação dos odontoblastos é inibido quando o órgão do esmalte tratado com BrdU é recombinado com a papila dentária, sugerindo que a proliferação epitelial é um concomitante necessário do processo indutivo. Em relação ao papel da MEC, a presença da membrana basal é um pré-requisito para a diferenciação dos odontoblastos. Para além do papel importante desempenhado pelas alterações dinâmicas na MEC, é provável que os factores de crescimento também sejam importantes durante o processo através do qual as células mesenquimatosas dentárias adquirem o seu potencial específico para se diferenciarem em odontoblastos.[2]

O TGF01 e o FGF3 poderão estar envolvidos em vias de sinalização entre o epitélio e o mesênquima, neste caso regulando a expressão génica durante o processo de diferenciação odontoblástica. Outro membro da família TGF0, o TGF02, é expresso durante a fase secretora da diferenciação dos odontoblastos a partir de células mesenquimais adjacentes da papila dentária. Outros factores de crescimento, como o FGF1 (aFGF), bem como o NGF e o IGF e os seus receptores, também são expressos durante as fases de diferenciação dos odontoblastos. Dados recentes de expressão comparativa de TGF01-3, BMP2,4, IGF1, fibronectina, osteonectina, sialoproteína óssea e Msx1 e Msx2 mostraram que todas estas moléculas são expressas durante a diferenciação dos odontoblastos. Além disso, existe uma acentuada regulação positiva da expressão de Msx2 imediatamente antes da diferenciação terminal dos odontoblastos. A regulação positiva de MSx2 no nó do esmalte pode estar correlacionada com a retirada do ciclo celular, um pré-requisito para a diferenciação terminal. A regulação positiva de Msx-2 é coincidente com a regulação positiva da expressão de TGF0, um evento considerado pré-requisito tanto para a diferenciação terminal como para a polarização dos odontoblastos.[2]

Alterações morfológicas: A diferenciação morfologicamente discernível do odontoblasto começa com as células da papila dentária adjacentes à invaginação mais profunda do EIE. As células do pré-odontoblasto não têm organelas bem desenvolvidas nem uma orientação específica. Isso muda rapidamente. As células aumentam de tamanho e o núcleo passa a situar-se na parte basal da célula, o complexo de golgi e o retículo endoplasmático aumentam em número. O alongamento e a polarização da célula são acompanhados pela redistribuição das proteínas esqueléticas intracelulares actina, vinculina e vimentina, bem como por uma nova expressão de nestina e citoqueratina. Muitos processos celulares estendem-se a partir dos odontoblastos em diferenciação. A maioria deles é direcionada para o EIE. À medida que a diferenciação prossegue, o número de processos é reduzido e um grande processo domina. As junções célula a célula, particularmente entre odontoblastos, mas também ligando odontoblastos e células subodontoblásticas, aumentam em número.[16]

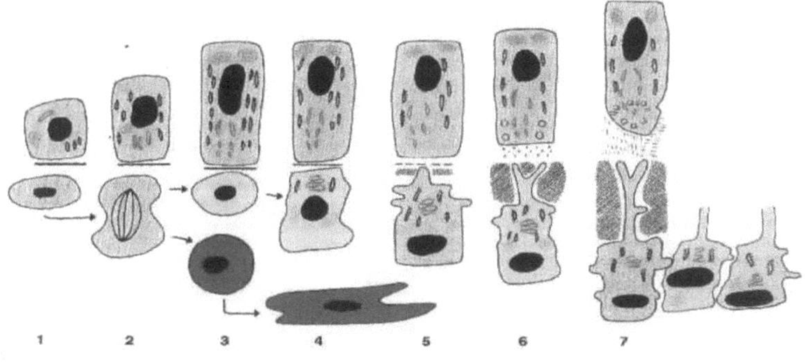

Fig. 45: Ciclo de vida do odontoblasto (linha celular inferior) relacionado com o ameloblasto (linha celular superior) (1) o ameloblasto começa a diferenciar-se primeiro (2) as células ectomesenquimatosas periféricas dividem-se com algumas células filhas que migram para baixo da camada odontoblástica.(3) agindo num sinal dos ameloblastos, os pré-odontoblastos começam a diferenciar-se (4) os organelos sintéticos aumentam em tamanho e número, especialmente o aparelho de golgi e o retículo endoplasmático rugoso (5) o núcleo move-se basalmente à medida que a célula se polariza e começa a formar-se um número de processos odontoblásticos. Um processo odontoblástico começa a aumentar e a segregar matriz (6) o odontoblasto recua à medida que a matriz é depositada, deixando para trás um único processo principal. Assim que uma camada estreita de matriz é depositada, inicia-se a mineralização (7). Assim que a primeira camada de dentina é

depositada, os ameloblastos diferenciados começam a depositar matriz.[16]

DEPOSIÇÃO DA MATRIZ DENTINÁRIA

Uma vez completamente diferenciado, o odontoblasto começa a secretar a sua matriz orgânica caraterística. Tanto o colagénio I como os precursores da fosforina encontram-se no retículo endoplasmático, no complexo de Golgi e nos grânulos secretores, embora não se encontrem juntos nos mesmos compartimentos. A matriz formada consiste principalmente em fibrilas de colagénio tipo I, sendo a fosfoproteína dentinária (DPP) o segundo constituinte mais abundante. Esta e a sialoproteína dentinária (DSP) são segregadas não só pelos odontoblastos, mas também durante as fases iniciais da dentinogénese pelos pré-esmalteoblastos do epitélio interno do esmalte.[16]

Tem sido postulado que a DPP tem um papel significativo na mineralização da dentina. A DSP também pode ter um papel, embora menos importante na mineralização. Também foi sugerido que a DPP está envolvida na interação epitelial mesenquimal. Na primeira dentina formada (dentina do manto), alguns dos componentes da matriz podem ser secretados pelas células da polpa dentária por baixo dos odontoblastos. O odontoblasto ainda está a sofrer alterações tardias de diferenciação enquanto a primeira camada de matriz dentinária está a ser depositada. À medida que se forma, as células que ainda estão a diferenciar-se e porque outras células parecem contribuir para a formação, a dentina do manto na coroa é de estrutura e composição um pouco diferente da maior parte da matriz.[16]

Uma vez depositada a dentina do manto inicial, a maior parte da dentina circumpulpar primária é depositada num padrão incremental regular. A libertação de vários componentes da matriz pode, no entanto, seguir caminhos diferentes. O colagénio tipo I é libertado principalmente a partir do corpo celular do odontoblasto à medida que este se move para dentro. Assim, o odontoblasto está sempre justaposto à predentina não mineralizada. A DPP, por outro lado, é libertada principalmente do processo odontoblástico a uma curta distância do corpo celular, o que é consistente com o seu importante papel na mineralização e permite-lhe contornar parte da pré-dentina.[16]

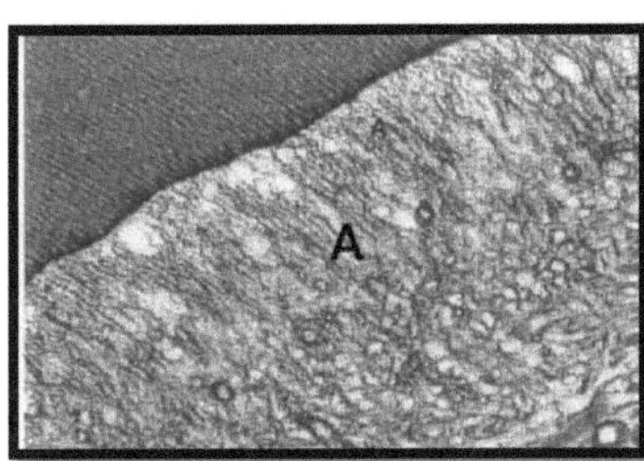

Fig 46: Micrografia de uma secção desmineralizada mostrando fibras em "saca-rolhas" (de von kroff). (A) Pensa-se que estas são as primeiras fibras de colagénio de tipo I formadas, cuja orientação difere das que foram colocadas mais tarde; a fixação dura torna-as encaracoladas e a deposição de prata faz com que pareçam espessas. Trata-se, portanto, de um artefacto, mas baseado numa diferença real entre a estrutura da dentina do manto e a dentina formada posteriormente.[16]

A deposição de nova matriz orgânica prossegue a um ritmo semelhante ao da mineralização, de tal forma que existe sempre uma camada de matriz não mineralizada, a pré-dentina. O processo odontoblástico segrega outras proteínas não colagénicas, de tal forma que se forma um complexo de colagénio e proteínas não colagénicas na junção da pré-dentina e da dentina calcificada, a frente de mineralização. Não se sabe ao certo o que controla a atividade secretora do odontoblasto. A taxa de secreção varia, seguindo ritmos de curto e longo prazo. A dentina parece ser menos vulnerável a deficiências alimentares do que o osso. A taxa de deposição de dentina pode ser alterada por lesões nos nervos que irrigam a polpa. Grande parte deste efeito pode ser explicado como secundário a alterações no fluxo sanguíneo. É possível que, pelo menos em algumas áreas, a atividade dos nervos eferentes possa ter um efeito na secreção da matriz.[16]

MINERALIZAÇÃO E MODIFICAÇÃO DA DENTINA

Embora tenham sido apresentadas várias hipóteses para explicar a mineralização da dentina e vários factores possam contribuir para o processo global, o elemento-chave para iniciar e controlar a mineralização é claramente o odontoblasto. Este produz a matriz que se torna mineralizada. Controla o transporte e a libertação de iões de cálcio. Determina a presença e a distribuição dos componentes da matriz que podem iniciar e modular o processo. A mineralização ocorre apenas quando o odontoblasto está presente.[16]

Manto dentinário: Coincidentemente com a deposição de colagénio, a membrana plasmática dos odontoblastos adjacentes ao epitélio interno do esmalte estende processos atarracados para a matriz extracelular, um dos quais se desenvolve no processo odontoblástico ou nas fibras tomes. À medida que o odontoblasto forma esses processos, ele também libera um número de pequenas vesículas de matriz, que se encontram superficialmente perto da lâmina basal. A fase mineral aparece inicialmente dentro das vesículas da matriz como cristais únicos que se acredita serem semeados por fosfolípidos presentes na membrana da vesícula. Esses cristais crescem rapidamente e rompem os limites da vesícula para se espalharem como um aglomerado de cristalitos que se fundem com aglomerados adjacentes para formar uma camada contínua de matriz mineralizada. A deposição do mineral atrasa-se em relação à formação da matriz orgânica, de modo que uma camada de matriz orgânica, denominada predentina, encontra-se sempre entre o odontoblasto e a frente de mineralização. Após a sementeira de minerais, as proteínas da matriz não colagénica produzidas pelos odontoblastos entram em ação para regular a deposição de minerais. Desta forma, a dentina do manto coronal é formada numa camada com cerca de 15 a 20 pm de espessura, à qual se junta a dentina primária (circumpulpar).[7]

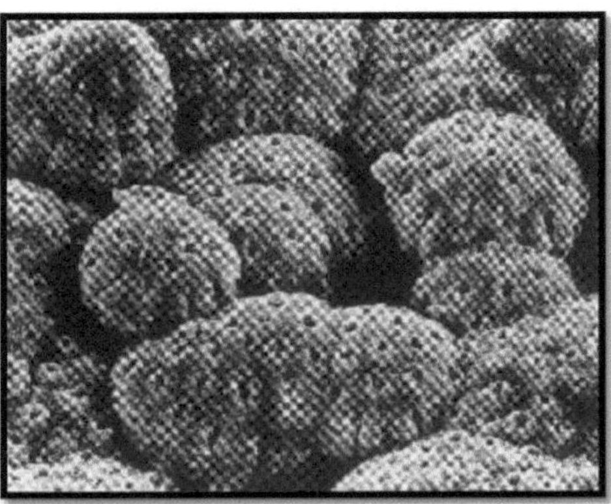

Fig. 47: MEV ilustrando calcospherites da frente de mineralização. Nesta preparação, todo o material orgânico, incluindo a pré-dentina, foi removido para revelar a dentina mineralizada subjacente.[16]

Dentina circumpulpar: Os odontoblastos transportam ativamente o cálcio para os locais de mineralização. Embora os mecanismos intracelulares precisos não sejam completamente compreendidos, o cálcio sérico é absorvido pelo odontoblasto e acumula-se no corpo distal e no processo, muito dele ligado a organelos em vez de no citosol. A via intracelular de transporte de cálcio controla ativamente o nível na área de mineralização e mantém concentrações de iões de cálcio que não estão em equilíbrio com os fluidos corporais.[16]

O cálcio transportado pelos odontoblastos transforma-se num mineral cristalino na dentina através da deposição num molde formado por fibrilas de colagénio de tipo I e está em grande parte sob o controlo da proteína não colagénica predominante na dentina, a DPP. A DPP é altamente aniónica e, por isso, é capaz de se ligar ao cálcio. O papel postulado da DPP na mineralização pode ser resumido da seguinte forma

1) Transporte de iões para a frente de mineralização

2) Agregação de fibras de colagénio

3) Localização da nucleação em regiões específicas da superfície da fibrila de colagénio

4) Estabilização e orientação de cristais formados[16]

Embora a DPP receba a maior atenção como o mestre da mineralização, outras proteínas como a osteonectina, a osteopontina, a sialoproteína óssea, a sialoproteína dentinária e os sulfatos de condroitina 4 e 6 também estão envolvidas na mineralização da dentina. Dada a sua baixa concentração e propriedades mais limitadas, é difícil dizer em que medida estas outras proteínas podem contribuir para a mineralização da dentina.[16]

Controlo da mineralização: No caso da dentinogénese, existe alguma controvérsia porque as junções que mantêm os odontoblastos juntos num arranjo em paliçada são incompletas e com fugas. Em termos conceptuais, poderia ocorrer uma simples percolação do fluido tecidular supersaturado com iões de cálcio e fosfato. No entanto, foram demonstrados canais de cálcio do tipo L na membrana plasmática basal do odontoblasto; significativamente, quando estes são bloqueados, a mineralização da dentina é afetada. A presença de atividade de fosfatase alcalina e de atividade de adenosinotrifosfato de cálcio na extremidade distal também é consistente com uma implicação celular no transporte e libertação de iões minerais para a camada de dentina em formação.[7]

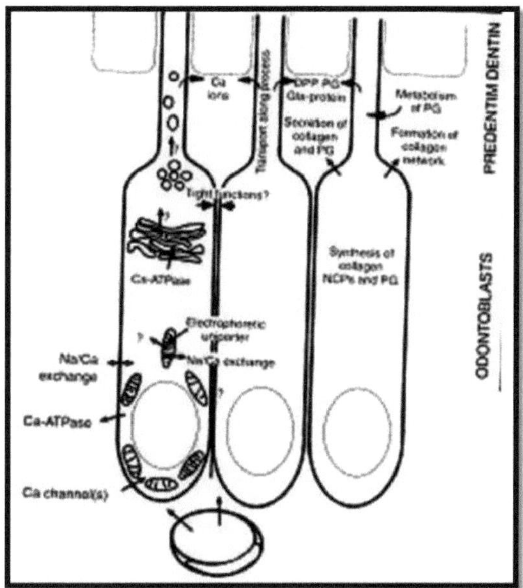

Fig 48: Representação esquemática de odontoblastos activos totalmente diferenciados, mostrando diferentes mecanismos de transporte de iões de cálcio (lado esquerdo da figura), bem como vias de transporte putativas para as macromoléculas da matriz dentinária (lado direito da figura).[7]

Padrão de mineralização: Histologicamente, podem ser observados dois padrões de mineralização da dentina - calcificação globular e linear - que parecem depender da taxa de formação da dentina. A calcificação globular envolve a deposição de cristais em várias áreas discretas da matriz por captura heterogénea no colagénio. Com o crescimento contínuo dos cristais, formam-se massas globulares que continuam a aumentar e eventualmente se fundem para formar uma única massa calcificada. Este padrão de mineralização é melhor observado na região do manto dentinário, onde as vesículas da matriz dão origem a focos de mineralização que crescem e coalescem. Na dentina circumpulpar, a frente de mineralização pode progredir num padrão globular ou linear. O tamanho dos glóbulos parece depender da taxa de deposição, com os maiores glóbulos ocorrendo quando a deposição de dentina é mais rápida. Quando a taxa de formação progride lentamente, a frente de mineralização parece mais uniforme e diz-se que o processo é linear.[7]

Formação da dentina radicular: As células epiteliais da bainha radicular de Hertwig iniciam a diferenciação dos odontoblastos que formam a dentina radicular. A dentina radicular forma-se de forma semelhante à dentina coronal, mas foram registadas algumas diferenças. A camada mais externa da dentina radicular, o equivalente à dentina do manto na coroa, apresenta diferenças na orientação e organização das fibras de colagénio, em parte porque as fibras de colagénio do cemento se misturam com as da dentina. Alguns relatórios também indicam que o conteúdo de fosfoproteína da dentina radicular também difere, que se forma a uma velocidade mais lenta e que o grau de mineralização difere do da dentina coronal.[7]

FORMAÇÃO DE DENTINA PERITUBULAR E SECUNDÁRIA

Dentina peritubular: A dentina peritubular é constituída por pequenos cristais numa matriz amorfa composta por glicoproteínas, proteoglicanos, lípidos, osteonectina, osteocalcina e sialoproteína óssea. Embora se saiba muito sobre a sua composição e esteja estabelecida uma descrição razoável da sua origem, pouco se sabe sobre o sinal que inicia o início da oclusão tubular ou o que controla a sua taxa de deposição. Parece provável que a idade seja o principal fator. Em dentes mais velhos, a formação de dentina peritubular é geralmente mais pronunciada perto dos ápices radiculares, longe das áreas de atrito e cárie. Até que se conheçam mais pormenores sobre a mudança da produção de odontoblastos da dentina intertubular para a peritubular, é melhor atribuí-la a factores genéticos pré-programados.[16]

Dentina secundária: O odontoblasto original forma a dentina secundária e, tal como a dentina peritubular, parece ser uma alteração pré-programada da idade e não uma resposta a uma atividade externa. À medida que o volume da polpa diminui com a contínua deposição de dentina, os odontoblastos morrem. Durante um período de 4 anos, a população de odontoblastos pode diminuir para 50%. Esta alteração dramática em número pode levar a uma mudança na direção do túbulo, estabelecendo uma "linha de contorno de Owen".[16]

FORMAÇÃO DE DENTINA TERCIÁRIA

A natureza e a gravidade dos estímulos que atingem a polpa variam numa gama considerável. A natureza desta resposta reflectirá esta variabilidade; estímulos severos resultarão em necrose pulpar; estímulos menos severos resultarão na formação de dentina terciária com uma variedade de aspeto histológico. Existe um grande interesse no mecanismo de formação de dentina terciária, uma vez que, se a sua produção puder ser induzida ou melhorada clinicamente, poderá ser possível proteger uma polpa afetada.[16]

A principal diferença entre a dentina secundária e a terciária é que, enquanto a dentina secundária é produzida pelos odontoblastos primários originais, a dentina terciária é formada após a morte destes e surge a partir de células recém-diferenciadas do mesênquima pulpar. Ao longo da vida, as células da polpa dentária periférica mantêm a capacidade de se diferenciar em células formadoras de tecido duro. Uma diferença importante entre o novo odontoblasto e aqueles que formam a dentina secundária é que as novas células não formam fosforina dentinária.[16]

O efeito das moléculas de sinalização, especialmente o TGF0 e as BMPs, pode ser importante na formação da dentina terciária. As diferenças nos produtos de resposta podem ser o resultado de diferenças na natureza, quantidade e direção das moléculas de sinalização. A estimulação com TGF0 resulta na produção de um produto mais tubular, enquanto as BMPs produzem um produto mais semelhante ao osso. A dentina terciária atubular é mais comum sob lesões cariosas de progressão mais agressiva.[16]

CAPÍTULO 12. DESENVOLVIMENTO DA PASTA DE PAPEL

A polpa do dente é inicialmente designada por papila dentária. Este tecido só é designado como polpa após a formação da dentina à sua volta. A papila dentária controla a formação inicial do dente. Os órgãos do esmalte alargam-se para envolver as papilas dentárias nas suas porções centrais. O desenvolvimento da polpa dentária começa por volta da 8th semana de vida embrionária (incisivo). A densidade celular da papila dentária é grande devido à proliferação das células no seu interior. A papila dentária jovem é altamente vascularizada, e uma rede bem organizada de vasos aparece na altura em que se inicia a formação da dentina. Os capilares aglomeram-se entre os odontoblastos durante este período de dentinogénese ativa.[14]

As células da papila dentária aparecem como células mesenquimatosas indiferenciadas. Gradualmente, estas células diferenciam-se em fibroblastos de forma estrelada. Depois de as células do órgão interno do esmalte se diferenciarem em ameloblastos, os odontoblastos diferenciam-se e começa a produção de dentina. Quando isso ocorre, o tecido deixa de ser chamado de papila dentária e passa a ser designado de órgão pulpar. Poucos nervos mielinizados grandes são encontrados na polpa até que a dentina da coroa esteja bem avançada. Nessa altura, os nervos atingem a zona odontogénica nos cornos pulpares. No entanto, os nervos simpáticos seguem os vasos sanguíneos até à papila dentária quando a polpa começa a organizar-se.[14]

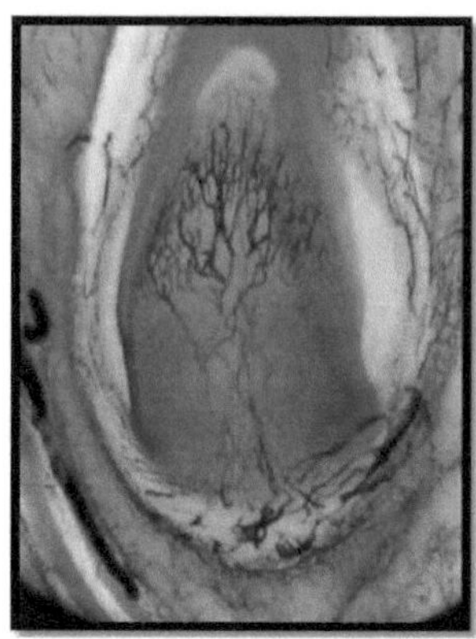

Fig. 49: O padrão vascular na papila dentária na fase tardia de desenvolvimento.[14]

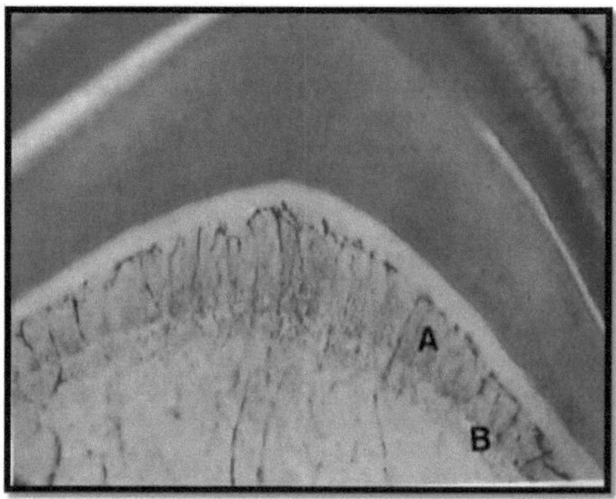

Fig. 50: Os plexos vasculares na região da cúspide em desenvolvimento. Sob a camada odontoblástica (A) encontra-se o plexo subodontoblástico (B).[14]

CAPÍTULO 13. CEMENTOGÉNESE

Com a disposição da bainha de Hertwig e da sua lâmina basal associada, as células fibrilogénicas e os elementos intercelulares que as acompanham (elementos colagénicos e substância fundamental) deslocam-se para os espaços para se alinharem contra a dentina recém-formada. Os elementos celulares sofrem alterações morfológicas e diferenciam-se em cementoblastos.[1]

O método de formação do cemento assemelha-se muito ao da ossificação intramembranosa do osso, em que as fibras do tecido conjuntivo, as fibras osteogénicas, de massas de pequenos glóbulos que são o produto de numerosas células redondas pequenas, funcionando como osteoblastos. Estas são designadas por cementoblastos devido ao seu trabalho especial. Estas células constroem uma parede sólida de tecido duro denso, que envolve a dentina das raízes dos dentes, provavelmente da mesma forma que as lamelas periféricas do osso são formadas. Por conseguinte, o cemento dos dentes é o homólogo e análogo das lamelas periféricas do osso compacto.[19]

Desorganização da bainha radicular: As células da bainha radicular, que são uma continuação do epitélio reduzido do esmalte, formam uma camada bilaminar de células epiteliais cuboidais ou colunares baixas. Com a mineralização do segmento inicial da dentina cervical, os componentes epiteliais da bainha radicular adjacentes são reorganizados. A continuidade destas camadas é interrompida e as células tendem a separar-se da dentina calcificada subjacente. As perfurações na bainha radicular proporcionam aberturas através das quais os componentes do folículo pericoronário entram e se alinham contra a dentina calcificante. Esta atividade consegue efetuar uma maior separação dos restos da bainha radicular do seu local original.[1]

Cementoblastos: As células fibrilogénicas do folículo pericoronário são fibroblastos ou células mesenquimatosas que tendem a diferenciar-se em cementoblastos à medida que invadem, se aproximam e se alinham contra a dentina para formar uma camada cementogénica. As células formadoras de cemento se desenvolvem a partir de células mesenquimais ou fibroblastos que migraram através das perfurações da bainha radicular e se alinharam ao longo da borda externa da dentina. Podem formar uma única camada ou uma camada multicelular. Os componentes da camada são geralmente mais achatados, enquanto os da primeira são mais cuboidais. A partir da massa celular principal dos cementoblastos estendem-se numerosos processos. Os últimos tendem a ser menos numerosos, mas mais longos nas células envolvidas na cementogénese. As caraterísticas que se desenvolvem nestes cementoblastos são semelhantes às de outras células produtoras de colagénio com as quais estão derivadamente relacionadas.[1]

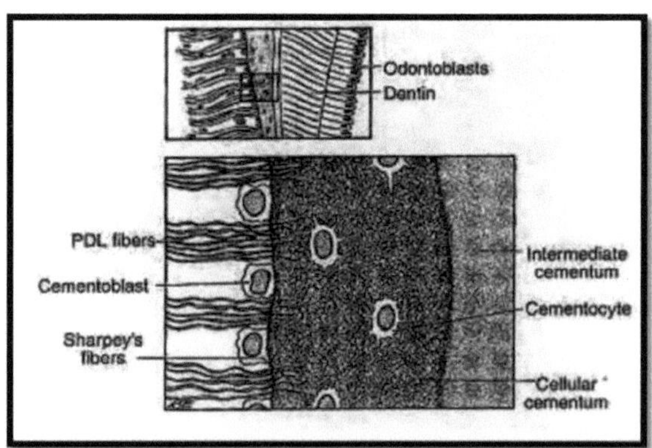

Fig 51: Desenvolvimento do cemento[1]

Fase de desenvolvimento: Imediatamente antes da perda de continuidade da bainha radicular que cobre o local de formação da dentina, os componentes colagénicos e celulares do saco dentário parecem aumentar em quantidade. Com a desorganização da bainha radicular, os elementos colagénicos migram primeiro e as células depois; os elementos fibrosos da matriz inicial são derivados dos que migraram do saco dentário. Os primeiros pré-cementos formados não são apenas acelulares, mas as fibrilas têm origem em duas fontes: células do folículo dentário e, mais tarde, dos cementoblastos recém-diferenciados. Ainda alterados, os terminais das fibrilas de colagénio estão ancorados no cemento calcificado. Estas fibras são as fibras de Sharpey do ligamento periodontal. Após a aquisição de todo o complemento de colagénio *(fase fibrilogénica),* inicia-se a *fase de maturação da matriz* para que se inicie a *fase de calcificação.* A fase de calcificação tem um atraso de 3 horas em relação à maturação da matriz. Tal como no osso e na dentina, a calcificação da matriz de cemento envolve a nucleação, organização, orientação e crescimento de cristais como apatite sobre, dentro e entre as fibrilhas da matriz. O eixo de orientação dos cristais de apatita é paralelo ao comprimento das fibrilas.[1]

No terço cervical a metade da raiz, a camada cementoblástica também forma uma camada cementogênica intacta e ininterrupta, de modo que as células permanecem separadas do cemento, portanto, acelulares. Na metade apical a dois terços da raiz, as fases da cementogênese não precisam seguir em camadas seqüenciais; em vez disso, áreas específicas da matriz podem amadurecer e se tornar mineralizadas fora do passo ou da seqüência. Como resultado, os cementoblastos não recuam como uma camada e podem ficar presos num ambiente calcificante, ficando assim isolados dos cementoblastos adjacentes que se retiram. Os cementoblastos separados diferenciam-se em cementócitos, semelhantes aos osteócitos.[1]

Precementum (cementoide): O cemento, o tecido não mineralizado, começa inicialmente na junção cementodentinária e persiste por toda a vida do dente como a camada mais externa da matriz cementária. Está localizado, portanto, entre a matriz calcificada e os cementoblastos ou camada cementogénica. A sua largura varia de 3 a 5 gm no terço cervical da raiz, onde aparece o cemento acelular. Mais apicalmente, pode ser um mícron mais espesso e cobre o cemento celular. Tem sido sugerido que o cementoide proporciona um ambiente compatível para os cementoblastos e tem uma função protetora na medida em que resiste à cementoclasia ou à reabsorção do cemento. Nestes aspetos, o cementoide é semelhante ao osteoide. A composição desta camada é predominantemente de colagénio.[1]

Mineralização: Durante períodos activos de atividade cementogénica, a zona de calcificação pode permanecer atrás da matriz em maturação por uma distância de vários microns. A deposição de apatite mineral não é aleatória, mas sim ordenada e descrita; os cristais formam-se sobre, dentro e entre os elementos colagénicos. Foram registados cristais em forma de agulha e de plaquetas. Os primeiros estão alinhados paralelamente ao longo eixo das fibrilhas e são mais pequenos do que os do esmalte, mas semelhantes aos do osso e da dentina.[1]

CAPÍTULO 14. ERUPÇÃO DOS DENTES

Embora a palavra "erupção" se refira propriamente ao corte do dente através da gengiva (do latim *erumpere*, que significa irromper), ela é geralmente entendida como o movimento axial ou oclusal do dente desde sua posição de desenvolvimento dentro da mandíbula até sua posição funcional no plano oclusal. No entanto, a erupção é apenas uma parte do padrão total do movimento dentário fisiológico, pois os dentes também sofrem movimentos complexos relacionados com a manutenção da sua posição nos maxilares em crescimento e com a compensação do desgaste mastigatório.[14]

Os movimentos que os dentes efectuam são complexos e podem ser descritos em termos gerais da seguinte forma:

Movimento dentário preventivo: Realizado pelos germes dos dentes decíduos e permanentes nos tecidos dos maxilares antes de começarem a erupcionar.

Movimento dentário eruptivo: Realizado pelo dente para se deslocar da sua posição dentro do osso da mandíbula para a sua posição funcional em oclusão (esta fase pode ser subdividida em componentes intra-ósseos e extra-ósseos).

Movimentos dentários pós-eruptivos: Manter a posição do dente erupcionado em oclusão enquanto os maxilares continuam a crescer e a compensar o desgaste oclusal e proximal.[7]

Caraterísticas histológicas: Histologicamente, muitas alterações ocorrem em associação com e para a acomodação da erupção dentária. O ligamento periodontal (PDL) desenvolve-se apenas após a formação da raiz ter sido iniciada; uma vez estabelecido, o PDL deve remodelar-se para acomodar o movimento eruptivo contínuo do dente. A remodelação das fibras do PDL é conseguida pelos fibroblastos, que simultaneamente sintetizam e degradam as fibrilas de colagénio, conforme necessário, em toda a extensão do ligamento. A contratilidade é uma propriedade de todos os fibroblastos, mas está especialmente bem desenvolvida nos fibroblastos do PDL, que demonstraram exercer uma força contrátil mais forte do que os fibroblastos de outras áreas. A arquitetura dos tecidos anteriores à erupção dos dentes sucessivos é diferente daquela encontrada nos dentes decíduos. O folículo fibrocelular que rodeia um dente sucessivo mantém a sua ligação com a lâmina própria da mucosa oral através de um cordão de tecido fibroso que contém restos da lâmina dentária, conhecido como cordão gubernacular. No crânio seco, podem ser identificados orifícios na face lingual dos dentes decíduos. Estes orifícios são designados por canais gubernaculares.[14]

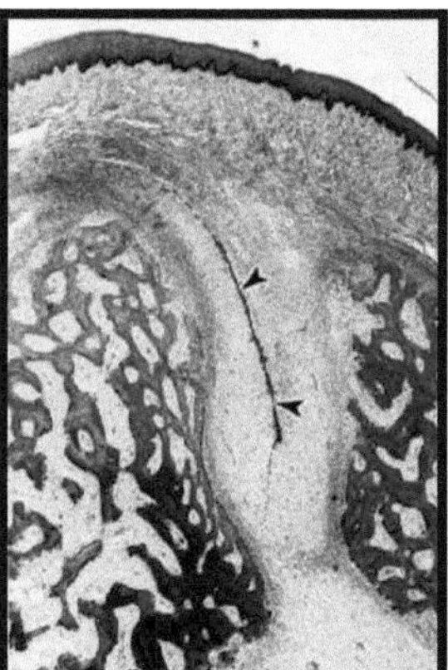

Fig. 52: Canal gubernacular e seu conteúdo. O canal é preenchido por tecido conjuntivo que liga o folículo pericoronário ao epitélio oral. Fios de células epiteliais (setas) e restos da lâmina dentária estão frequentemente presentes.[14]

À medida que o dente erupciona, o canal gubernacular é alargado rapidamente pela atividade osteoclástica local, delineando a via eruptiva do dente. Durante a fase intra-óssea, a taxa de erupção é, em média, de 1 a 10 pm por dia; aumenta para cerca de 75 pm por dia quando o dente sai da sua célula óssea.[14]

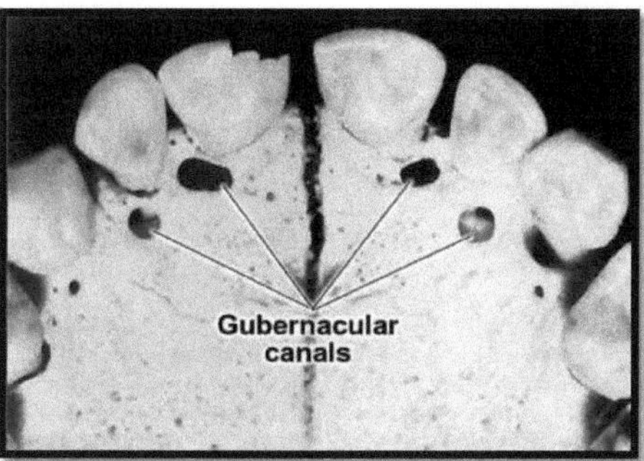

Fig. 53: Crânio seco. Os canais gubernaculares estão localizados atrás dos dentes decíduos superiores .[14]

Quando o dente em erupção aparece na cavidade oral, ele está sujeito a factores ambientais que ajudam a determinar a sua posição final na arcada dentária. As forças musculares da língua, bochechas e lábios desempenham um papel importante na posição do dente, assim como as forças de contacto do dente em erupção com outros dentes erupcionados. Uma força muscular sustentada de apenas 4 a 5 g é suficiente para mover o dente.[14]

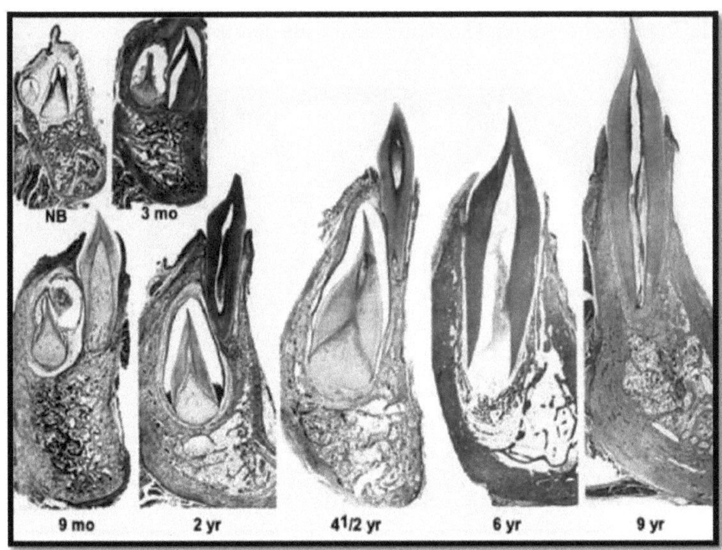

Fig. 54: Movimentação dentária pré-eruptiva e eruptiva, incluindo o padrão de reabsorção dentária. (A) Secções vestibulares através da região do incisivo central da mandíbula nos estágios representativos desde o nascimento (NB) até os 9 anos de idade. Ao nascimento, os germes dos dentes decíduos e permanentes ocupam a mesma cripta óssea. Com o crescimento excêntrico e a erupção do dente decíduo, o germe do dente permanente passa a ocupar a sua própria cripta óssea apicalmente ao incisivo erupcionado. Aos 4% anos, inicia-se a reabsorção da região dos incisivos decíduos. Aos 6 anos, o incisivo decíduo é eliminado e os seus sucessores estão a irromper.[14]

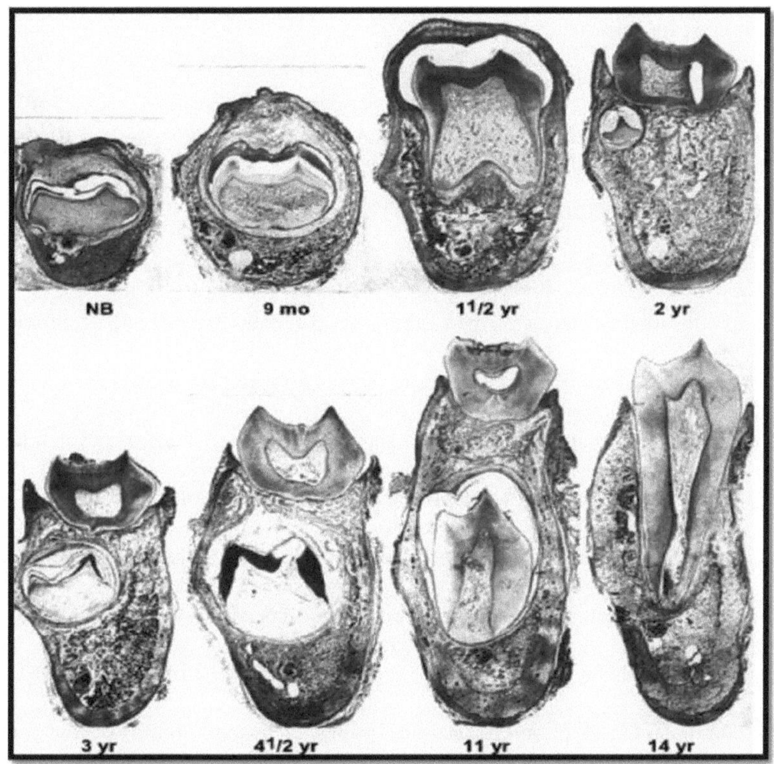

Fig. 55: Secções vestibulares através do primeiro molar decíduo e do primeiro pré-molar permanente da mandíbula em estágios representativos de desenvolvimento, do nascimento aos 14 anos. Observar como o germe do dente permanente muda de posição. Na secção da mandíbula de 4% de idade, o canal gubernacular é claramente visível. A ausência de raízes nas secções de 2, 3, 4% e 11 anos de idade resulta não de reabsorção, mas do facto de as secções terem sido cortadas na linha média de um dente com raízes muito divergentes.[14]

MECANISMO DE DESLOCAÇÃO DOS DENTES

O mecanismo que provoca o movimento dentário ainda é discutível e é provável que seja uma combinação de vários factores. Embora muitas teorias possíveis tenham sido propostas, apenas quatro teorias merecem sérias considerações

1) Teoria da remodelação óssea

2) Teoria da formação das raízes

3) Teoria da pressão vascular

4) Teoria da tração do ligamento periodontal

Teoria da remodelação óssea: A remodelação óssea é claramente importante para permitir a movimentação dentária. Não se sabe se a remodelação óssea que ocorre ao redor dos dentes causa ou é o efeito do movimento dentário, e ambas as circunstâncias podem se aplicar. As experiências estabelecem o requisito absoluto de um folículo dentário para alcançar a remodelação óssea e a erupção dentária, pois é o folículo que fornece a fonte de novas células formadoras de osso e o canal para osteoclastos derivados de monócitos através do seu fornecimento vascular. Outros estudos indicam que o controlo pode estar nas células de revestimento do osso, os osteoblastos. Propõe-se que estas células, sob influência hormonal, segregam colagenase e outras enzimas proteolíticas para remover a camada osteoide. Ao fazê-lo, estas células arredondam e expõem a superfície óssea mineralizada recentemente desnudada, fornecendo o estímulo para atrair os osteoclastos para o local.[14]

Teoria da formação radicular: À primeira vista, parece que a formação da raiz é a causa óbvia do movimento eruptivo do dente. A formação da raiz envolve a proliferação celular e a formação de novos tecidos que devem ser acomodados pelo movimento da coroa ou pela reabsorção do osso na base do alvéolo. É o primeiro que realmente ocorre, mas se o movimento oclusal for impedido, a reabsorção do osso ocorre na base do alvéolo. Este é um ponto importante, pois ilustra que se a formação da raiz resultar numa força eruptiva, o crescimento apical da raiz tem de ser traduzido em movimento oclusal e requer a presença de uma base fixa. Essa base fixa não existe. Os defensores da teoria do crescimento radicular postularam a presença de um ligamento, o ligamento cushion hammock, que atravessa a base do alvéolo de uma parede óssea para outra como uma funda. Mas a estrutura descrita como ligamento em rede é a membrana delineadora da polpa. Apesar de todas essas deficiências, a formação da raiz pode ser um pré-requisito necessário para a erupção do dente.[14]

Teoria da pressão vascular: sabe-se que os dentes se movem em sincronia com o pulso arterial, pelo que as alterações do volume local podem produzir experimentalmente um movimento limitado dos dentes. O aumento da pressão hidrostática através de fármacos hipotensores aumenta a taxa de erupção, enquanto a estimulação com nervos simpáticos, que causa vasoconstrição e diminui a pressão hidrostática, diminui a taxa de erupção. Foi observado que o número de capilares fenestrados aumenta com a taxa de erupção e que a sua distribuição varia, sendo observado um maior número de capilares fenestrados perto da base da cripta do que na crista alveolar, o que explica uma diferença na pressão hidrostática. Embora a pressão vascular possa desempenhar um papel importante ao gerar uma força eruptiva, as opiniões divergem quanto ao facto de estas pressões serem as principais responsáveis pela erupção.[14]

Teoria da tração do ligamento periodontal: Há muitas evidências de que a força eruptiva reside no complexo folículo dentário-ligamento periodontal. Experiências com o incisivo de roedores em erupção contínua, concebidas para eliminar os efeitos do crescimento da raiz e do suprimento vascular, também mostram que, enquanto o tecido periodontal estiver disponível, o movimento dentário ocorre. Os medicamentos que interrompem a formação adequada de colagénio no ligamento também interrompem a erupção. Todas as experiências mostram que, enquanto o folículo dentário ou o ligamento periodontal em desenvolvimento existir, a erupção dentária pode ocorrer. Os fibroblastos possuem filamentos contrácteis, estão em contacto uns com os outros para permitir a soma das forças contrácteis e exibem fibronexos através dos quais essas forças podem ser transmitidas aos feixes de fibras de colagénio. Estes não só se remodelam como também se inclinam no ângulo correto para provocar o movimento eruptivo. Esta angulação dos feixes de fibras do ligamento é um pré-requisito para os movimentos dentários, e acredita-se que a orientação seja estabelecida pela raiz em desenvolvimento, criando linhas de fluxo num folículo dentário semelhante a um gel.[14]

Os opositores à teoria do tecido do ligamento periodontal contestaram, através das suas experiências, as observações relativas à natureza miofibroblástica dos fibroblastos e à existência de fibronexus. Embora os estudos com trítio marcado com timidina mostrem que os fibroblastos do ligamento periodontal se movem oclusalmente a uma taxa igual à taxa de erupção, foram expressas dúvidas sobre se as células se movem ativamente ou se são transportadas passivamente. Em suma, os movimentos eruptivos são multifactoriais, sendo que a pressão vascular no ápice, juntamente com a força contrátil gerada pelo folículo dentário, desempenham um papel importante e a formação e reabsorção óssea facilitam o processo.[14]

GENÉTICA DA ERUPÇÃO DENTÁRIA

A determinação das moléculas que podem ser necessárias para a erupção começou com o isolamento do fator de crescimento epidérmico (EGF) por Cohen e a sua descoberta de que a sua injeção em roedores acelerava a erupção dentária. Foi também demonstrado que a erupção dos incisivos em ratos era acelerada por outro fator de crescimento, o TGFa. Tendo em conta que o TGFa e o EGF utilizam o mesmo recetor, não é surpreendente que ambas as moléculas tenham o mesmo efeito na erupção.[20]

Os ratos osteopetróticos (op/op) têm dentes não erupcionados e não têm atividade funcional do fator estimulador do cólon-1 (CSF-1). As injecções de CSF-1 induzem a erupção dentária em ratinhos op/op. Uma análise mais aprofundada dos efeitos do EGF e do CSF-1 na erupção dentária sugere que estes podem ter acções diferentes nos incisivos e nos molares. Verificou-se que o EGF acelera a erupção dos incisivos, mas não a dos molares, enquanto que o CSF-1 causa o oposto. Além disso, o EGF não aumentou o número de células mononucleares no folículo dentário (DF) dos molares nem aumentou o número de osteoclastos no osso alveolar à volta dos molares. Camundongos nulos, desprovidos do gene do fator de transcrição cfos ou do gene do fator de transcrição NFκBI e NFκB2, não possuem osteoclastos e os dentes não irrompem. Recentemente, foi demonstrado que os ratinhos knockout desprovidos do gene do fator de diferenciação dos osteoclastos (ODF), um gene que é necessário para a formação e ativação dos osteoclastos, têm dentes não irrompidos.[20]

Localização e cronologia das moléculas de erupção: Se assumirmos que a erupção é um evento localizado e programado, em que tecidos dentários estão localizadas as moléculas de erupção?

Estudos combinados demonstraram que os genes putativos de erupção e seus produtos estão localizados principalmente no folículo dentário ou no retículo estrelado (RE), este último revela claramente que o tecido necessário para a erupção, o folículo dentário, produz a maioria das moléculas potenciais de erupção. O restante da molécula reside no retículo estrelado adjacente ao DF. A sinalização parácrina das moléculas no RE afecta a expressão genética das moléculas no DF.[20]

No final dos anos 80, Cahill et al teorizaram que o órgão do esmalte poderia conter o "relógio biológico" que regula o momento da erupção dentária. Embora ainda seja uma hipótese, a presença de IL-1a e PTHrP no retículo estrelado sugere que a porção SR do órgão do esmalte pode desempenhar esse papel. A cronologia da localização das moléculas de erupção é paralela à cronologia dos eventos celulares na erupção. O influxo máximo de células mononucleares no folículo dentário do primeiro molar mandibular ocorre no dia 3 pós-natal, altura em que todas as moléculas de erupção putativas são expressas ao máximo. Após este pico de células mononucleares e osteoclastos, há um declínio acentuado no seu número, tal como há um declínio na expressão das moléculas no dia 3.[20]

CAPÍTULO 15. RESUMO

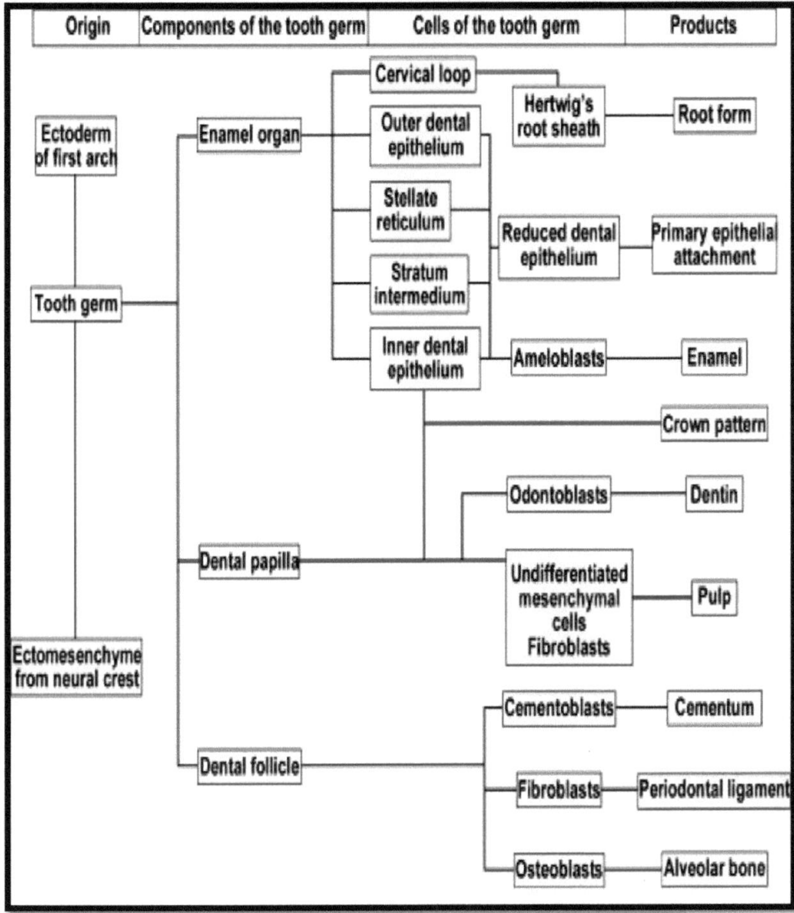

Fig. 56: Resumo dos vários tecidos envolvidos na odontogénese.[7]

CAPÍTULO 16. ANOMALIAS DA ODONTOGÉNESE

A forma, o tamanho e a cor dos dentes, bem como os tempos de erupção nos seres humanos, apresentam variações amplas, normais e biológicas dentro e entre as diferentes populações do mundo. No entanto, ocorrem variações anormais e, em muitos casos, estas são devidas a factores genéticos, ambientais e patológicos. Segundo Sarnat e Schour, o dente em crescimento é um gravador biológico que fornece um registo preciso e permanente das variações e flutuações na matriz do dente e nas suas mineralizações. Estas anomalias podem ser localizadas a um dente ou generalizadas, envolvendo todos os dentes, ou podem fazer parte de doenças sistémicas ou sindrómicas.[21]

As anomalias de desenvolvimento da dentição não são observadas com pouca frequência na prática dentária. No entanto, embora estas anomalias representem um número relativamente baixo em comparação com as doenças orais mais comuns, como a cárie dentária e as doenças periodontais, a sua gestão clínica é geralmente complicada, uma vez que apresentam má oclusão, problemas estéticos e predisposição para outras doenças orais.[21]

As anomalias dos dentes podem ser divididas entre as que são idiopáticas ou de natureza hereditária e as que são influenciadas por forças ambientais. As alterações no desenvolvimento podem surgir como uma patologia primária ou secundária a influências ambientais. As anomalias no desenvolvimento do dente podem ser discutidas como perturbações no número, tamanho, forma e perturbações que afectam o esmalte, a dentina, a polpa e o cemento.[22]

I. PERTURBAÇÕES NO NÚMERO DE DENTES

Fase em que ocorre a perturbação do desenvolvimento: Fase de iniciação.[15]

- Variações no número de dentes que se desenvolvem são comuns. Vários termos são úteis na discussão das variações numéricas dos dentes.
- A anodontia refere-se a uma ausência total de desenvolvimento dentário.
- A hipodontia é a falta de desenvolvimento de um ou mais dentes.
- A oligodontia indica a falta de desenvolvimento de seis ou mais dentes.
- A hiperdontia é o desenvolvimento de um número elevado de dentes.

Termos como anodontia parcial são oximoros e devem ser evitados.[22]

HYPODONTIA:

A agenesia de um ou mais dentes é a anomalia mais comum do desenvolvimento dentário no homem. A agenesia dentária é mais frequente na dentição permanente do que na dentição decídua. A incidência de agenesia dentária varia consoante a classe de dentes. Como já foi referido, o controlo genético exerce uma forte influência na odontogénese. A hipodontia tem sido observada em pacientes com uma variedade de síndromes. A contribuição genética real para a diminuição do número de dentes pode não ser clara. Para além destas síndromes, observa-se uma maior prevalência de hipodontia em doentes com fenda labial ou fenda palatina não sindrómicas. As influências genéticas podem ainda afetar as alterações numéricas não sindrómicas dos dentes. Um grande número de casos de hipodontia primária parece ser herdado de forma autossómica dominante, com penetrância incompleta e expressividade variável, enquanto que uma minoria de exemplos apresenta um padrão autossómico recessivo ou ligado ao sexo.[23]

Os genes atualmente implicados incluem o gene PAX9, o gene MSX1, o gene AXIN2 e a deficiência de He-Zhao, que está associada a um gene desconhecido que mapeia o cromossoma 10q11.2. Alguns investigadores têm sugerido que a hipodontia é uma variante normal, sugerindo que os humanos se encontram numa fase intermédia da evolução dentária. Uma futura dentição proposta conteria um incisivo, um canino, um pré-molar e dois molares.[22]

Teorias e etiologia:

A teoria de Butler tenta explicar o facto de certos dentes não se formarem mais do que outros. De acordo com esta teoria, os dentes dos mamíferos podem ser divididos em três campos morfológicos correspondentes aos incisivos, caninos e pré-molares/molares. Dentro de cada campo, um dente, que é o dente "chave", é considerado estável e os dentes adjacentes dentro do campo tornam-se progressivamente menos estáveis.[24]

Clayton observou que o dente terminal ou o mais posterior de uma série de dentes (incisivos, pré-molares e molares) faltava com mais frequência. Ele levantou a hipótese de que os dentes mais frequentemente ausentes eram "órgãos vestigiais" com pouco valor prático para o homem moderno. No processo evolutivo, estes dentes não proporcionam qualquer vantagem selectiva para a espécie e, por isso, perderam-se.[24]

Outras teorias sobre a agenesia dentária foram apresentadas por Sofaer, Svinhufvud e Kjaer.[24] Sofaer et al. contestaram a associação entre dentes ausentes e dentes de tamanho reduzido. Prevê-se que a variação na expressão e penetrância da agenesia dentária seja uma interação compensatória entre os germes dentários durante o desenvolvimento. Especularam que a agenesia ocorre quando o primórdio é insuficiente para a iniciação dos germes dentários, enquanto que os defeitos, como os laterais, ocorrem quando há primórdio suficiente, mas um ambiente pobre.[24]

Svinhufvud et al explicaram a seletividade da agenesia dentária em termos de um modelo anatómico e não evolutivo. Estes investigadores sugeriram que certas regiões do desenvolvimento dentário (por exemplo, áreas de fusão embrionária) são mais susceptíveis a influências epigenéticas e, consequentemente, à agenesia.[24]

Kjaer explicou a localização da agenesia dentária através dos campos de desenvolvimento neural nos maxilares (campo incisivo, canino/pré-molar, campo molar). A região dentro de um único campo onde a inervação ocorre por último tem maior probabilidade de manifestar agenesia dentária.[24]

Algumas síndromes associadas à hipodontia:[22]

- Anquiloglossia superior
- Cockayne
- Caixão lowry
- Crouzon
- Para baixo
- Displasia ectodérmica
- Crianças com deficiência
- Ellis van creveld
- Hipoplasia dérmica focal
- Goldenhar
- Gorlin
- Hypoglossia hypodactylia
- Furacão

- Nevão de Johanson
- Proteinose lipoide
- Melanoleucoderma
- Marshal White
- Oral-facial-digital tipo I
- Progeria
- Síndrome de Rieger

HIPERDONTIA:

A hiperdontia é a aparência de ter dentes supranumerários, ou seja, dentes que aparecem para além do número normal de dentes.[25]

Etiopatogénese: Os dentes extra ou supranumerários na dentição resultam muito provavelmente da proliferação contínua da lâmina dentária primária permanente para formar um terceiro germe dentário. Os dentes resultantes podem ser rudimentares e em miniatura ou podem ter morfologia normal.[25]

A etiologia dos dentes supranumerários não é completamente compreendida. Existem várias teorias para os diferentes tipos de dentes supranumerários. Uma teoria sugere que o dente supranumerário é criado como resultado de uma dicotomia do botão dentário. Outra teoria, bem apoiada na literatura, é a teoria da hiperatividade, que sugere que os supranumerários são formados como resultado de uma hiperatividade local, independente e condicionada da lâmina dentária. A hereditariedade também pode desempenhar um papel na ocorrência desta anomalia, uma vez que os supranumerários são mais comuns nos familiares de crianças afectadas do que na população em geral. No entanto, a anomalia não segue um padrão mendeliano simples.[26]

Genética dos dentes supranumerários: Em contraste com a hipodontia, há menos informações disponíveis sobre a genética da hiperdontia; no entanto, assim como na hipodontia, quase todos os padrões possíveis de herança foram sugeridos. É muito provável que muitos casos sejam multifactoriais e resultem de uma combinação de influências genéticas e ambientais. Apesar disso, estudos sobre certos tipos sugeriram um padrão de herança autossómico dominante com penetrância incompleta, herança autossómica com penetrância incompleta, herança autossómica recessiva com menor penetrância nas mulheres e herança ligada ao X.[22]

Ao contrário da hipodontia, alguns pesquisadores sugeriram que a hiperdontia representa atavismo - o reaparecimento de condições ancestrais. Esta hipótese é difícil de aceitar porque alguns pacientes chegaram a ter 4 pré-molares num quadrante, uma situação que nunca foi relatada em outros mamíferos. A teoria mais aceite é a de que a hiperdontia é o resultado de uma hiperatividade localizada e independente da lâmina dentária.[22]

Algumas síndromes associadas à hiperdontia:[22]

Apert	Fucosidose
Displasia cleidocraniana	Incontinência pigmentar
Displasia craniometafisária	Nance Horan
Crouzon	Digitais orais faciais dos tipos I e III
Para baixo	Sturge- Weber
Ellis-van creveld	Trico-rino-faríngeo

PERTURBAÇÕES NO TAMANHO DOS DENTES

Fase em que ocorre uma perturbação do desenvolvimento: Fase de rebento.[15]

O tamanho dos dentes é variável entre as diferentes raças e entre os sexos. A presença de dentes invulgarmente pequenos é designada por microdontia; a presença de dentes maiores do que a média é designada por macrodontia.[22]

Etiologia: Embora a hereditariedade seja o principal fator, tanto as influências genéticas como as ambientais afectam os dentes em desenvolvimento. A dentição decídua parece ser mais afetada por influências maternas intra-uterinas; os dentes permanentes parecem ser mais afectados pelo ambiente.[22]

MICRODONTIA:

Este termo é usado para descrever dentes que são mais pequenos do que o normal, ou seja, fora dos limites habituais de variação. São reconhecidos três tipos de microdontia: (1) microdontia generalizada verdadeira (2) microdontia generalizada relativa (3) microdontia isolada (microdontia envolvendo um único dente.[23]

Síndromes associadas à microdontia: Gorlin-Chaudary-Moss, Síndrome de William, Cromossoma d/u, Síndrome de Ulrich Turner, Trissomia 13, Síndrome de Rothmund Thomson, Hallerman Streiff, Síndrome digital orofacial, Síndrome óculo-madibulofacial, Síndrome braquio-óculo-facial tipo I.[27]

MACRODONTIA:

Analogamente à microdontia, o termo macrodontia (megalodontia, megadontia) deve ser usado apenas quando os dentes são fisicamente maiores do que o normal e não deve incluir dentes de tamanho normal amontoados numa mandíbula pequena.[22] Tais dentes podem ser classificados da mesma forma que a microdontia (1) macrodontia generalizada verdadeira (2) macrodontia generalizada relativa (3) macrodontia de um único dente.[23]

Síndromes associadas à macrodontia: Gigantismo hipofisário, hiperplasia pineal com hiperinsulinismo e hiperplasia hemifacial.[22]

II. PERTURBAÇÕES NA FORMA DOS DENTES GEMINAÇÃO E GEMINAÇÃO:

Fase em que ocorre uma perturbação do desenvolvimento: Fase de boné.[15]

A geminação ocorre quando há um desenvolvimento parcial de dois dentes a partir de um germe dentário. O resultado desta falha de desenvolvimento é um dente anormalmente formado, geralmente com um canal radicular. Quando a divisão é completa, esta condição é chamada de geminação. O número total de dentes é então aumentado em um, sendo o dente supérfluo geralmente a imagem espelhada do dente adjacente.[28]

Etiologia: A etiologia exacta da geminação não é conhecida. Surgem devido a uma perturbação desconhecida que ocorre num germe dentário em desenvolvimento à medida que este passa pelas fases de histodiferenciação e morfodiferenciação. [29]

FUSÃO:

Fase em que ocorre uma perturbação do desenvolvimento: Fase de boné.[15]

No caso da fusão, dois dentes adjacentes estão ligados entre si pelo esmalte e pela dentina ou, raramente, apenas pelo esmalte. A fusão pode ser completa ao longo de todo o comprimento dos dentes ou apenas parcial. Nesta situação, o número de dentes é reduzido em um. Teoricamente, a dentição ainda pode ter um número normal de dentes quando há uma fusão do dente com uma contraparte supranumerária. A ocorrência de um pedúnculo dentinário separado que se projecta da superfície da raiz e é coberto por esmalte, tendo uma câmara pulpar comum com o dente principal, provavelmente representa este tipo de fusão.[28]

Dependendo do estágio de desenvolvimento dos dentes, a fusão pode ser completa ou incompleta. Pensa-se que alguma força física ou pressão produz o contacto dos dentes em desenvolvimento e a sua subsequente fusão. Se este processo ocorrer precocemente, pelo menos antes do início da calcificação, os dois dentes podem estar completamente unidos para formar um único dente grande. Se o contacto ocorrer mais tarde, quando a parte da coroa tiver completado a sua formação, pode haver uma união apenas das raízes. No entanto, a dentina é sempre confluente nos casos de fusão verdadeira. A fusão de dentes é mais comum em dentes decíduos do que em dentes permanentes.[23] A fusão ocorre mais frequentemente na mandíbula. Casos bilaterais são incomuns.[22]

CONCRESCÊNCIA

Fase em que ocorre uma perturbação do desenvolvimento: Fase de aposição e maturação.[15]

A concrescência consiste em dois dentes totalmente formados, unidos ao longo das superfícies radiculares por cemento. O processo é observado com mais frequência nas regiões posterior e maxilar. O padrão de desenvolvimento frequentemente envolve um dente segundo molar no qual sua raiz se aproxima do terceiro molar impactado adjacente. O padrão pós-inflamatório envolve frequentemente molares cariados em que os ápices se sobrepõem às raízes de terceiros molares angulados horizontal ou distalmente. Este último padrão surge mais frequentemente num dente cariado que exibe uma grande perda dentária coronal. A grande exposição pulpar resultante permite frequentemente a drenagem pulpar. A reparação cimentária ocorre então.[22]

CÚSPIDES ACESSÓRIAS:

Fase em que ocorre uma perturbação do desenvolvimento: Fase de sino.[15]

A morfologia das cúspides dos dentes apresenta pequenas variações entre as diferentes populações; destas, três padrões distintos merecem uma discussão mais aprofundada: (1) cúspide de carabelli (2) cúspide de talons (3) dens evaginatus. Quando a cúspide acessória está presente, os outros dentes permanentes apresentam frequentemente um tamanho ligeiramente aumentado.[22]

CUSP DE CARABELLI: (Tuberculum anomale de Georg carabelli)

A cúspide de carabelli é uma cúspide acessória localizada na superfície palatina da cúspide mesiolingual do molar superior. A cúspide pode ser observada na dentição permanente ou decídua e varia de uma cúspide definida a uma pequena fossa ou fissura indentada. Quando presente, é mais pronunciada no primeiro molar e é cada vez menos óbvia no segundo e terceiro molares. Quando uma cúspide de carabelli está presente, os dentes permanentes restantes são frequentemente maiores mesiodistalmente. Uma cúspide acessória análoga é vista ocasionalmente na cúspide mesiovestibular de um molar permanente ou decíduo mandibular e é denominada *protostylid.* Mais comum em indivíduos europeus (75-85%).[22]

TALON CUSP:

A cúspide talon, uma estrutura anómala que se assemelha a uma garra de águia, projecta-se lingualmente a partir das áreas do cíngulo do incisivo permanente maxilar ou mandibular. Esta cúspide funde-se suavemente com o dente, exceto no caso de existir um sulco de desenvolvimento profundo onde a cúspide se funde com a superfície lingual inclinada. É composta por esmalte e dentina normais e contém um corno de tecido pulpar.[30]

Etiologia: A etiologia da cúspide em talão ainda é desconhecida, embora haja evidências de uma natureza multifatorial, incluindo fatores genéticos e ambientais. Distúrbios durante os estágios de morfodiferenciação do dente podem afetar sua forma sem alterar a função dos ameloblastos e odontoblastos, possivelmente levando à formação de

novas porções, como as cúspides acessórias, compostas por esmalte e dentina normais. A hiperatividade destas células conduzirá à formação da cúspide de Talon.[30]

Síndromes associadas: Foi relatado por Gardner e Girgis que parece ser mais prevalente em pessoas com a síndrome de Rubinstein-Taybi.[23] A cúspide talon foi relatada como parte integrante de qualquer outra síndrome, como a síndrome de Mohr e a síndrome de Sturge Weber.[22]

DENS EVAGINATUS:

Também é conhecido como tubérculo central, cúspide tuberculada, pérola oclusal, odontoma evaginado, pré-molar de Leong.[22] O Dens evaginatus é uma condição de desenvolvimento que aparece clinicamente como uma cúspide acessória ou um glóbulo de esmalte na superfície oclusal entre as cúspides vestibular e lingual do pré-molar, unilateral ou bilateralmente, embora tenha sido relatada a sua ocorrência em molares, cupidos e incisivos.[23] Tem sido relatada exclusivamente em asiáticos, inuits e nativos americanos.[25]

Etiopatogénese: Pensa-se que a lesão seja a proliferação e evaginação de uma área do epitélio interno do esmalte e do mesênquima odontogénico subjacente para o órgão dentário durante o desenvolvimento precoce do dente.[23]

DENS INVAGINATUS:

Fase em que ocorre uma perturbação do desenvolvimento: Fase de boné.[15]

Também conhecido como dens in dente ou dente dentro de um dente, o dens invaginatus é uma anomalia dentária invulgar que representa um exagero ou acentuação da fossa lingual.[25] Aparece como uma invaginação profunda da superfície da coroa ou da raiz que é revestida por esmalte. [22]

Os incisivos laterais superiores são os mais frequentemente envolvidos e o incisivo central superior está por vezes envolvido e é frequentemente bilateral.[23] Historicamente, o dens invaginatus coronal tem sido classificado em três tipos principais. *O tipo I* exibe uma invaginação que está confinada à coroa. A invaginação no *Tipo II* estende-se abaixo da junção cemento-esmalte e termina num saco cego que pode ou não comunicar com a polpa dentária adjacente. *O Tipo III* estende-se através da raiz e perfura a área radicular apical ou lateral sem qualquer comunicação imediata com a polpa.[22]

Ocasionalmente, a invaginação pode ser bastante grande e assemelhar-se a um dente dentro de um dente, daí o termo dens in dente. *Os dens invaginatus radiculares* são raros e pensa-se que surgem secundariamente a uma proliferação da bainha radicular de Hertwig, com a formação de uma faixa de esmalte que se estende ao longo da superfície da raiz. A deposição de esmalte é semelhante à frequentemente observada em associação com pérolas de esmalte radiculares. Em vez de se projetar para a superfície, o esmalte alterado forma uma invaginação superficial na papila dentária.[22]

TAURODONTISMO

Fase em que ocorre a perturbação do desenvolvimento: Formação da raiz

O termo "taurodontismo" foi criado por Sir Arthur Keith em 1913 para descrever uma anomalia dentária peculiar em que o corpo do dente é alargado à custa das raízes. O termo significa dentes "tipo touro" e o seu uso deriva da semelhança destes dentes com os de animais ungulados ou ruminantes.[23]

O grau de taurodontismo tem sido classificado em leve (hipotaurodontismo), moderado (mesotaurodontismo) e severo (hipertaurodontismo), de acordo com a gravidade do deslocamento apical do assoalho pulpar. O taurodontismo pode ser unilateral ou bilateral e afecta mais frequentemente os dentes permanentes do que os decíduos.[22]

Etiopatogénese: Foram enumeradas várias causas possíveis para o taurodontismo (1) um carácter especializado ou retrospetivo (2) um padrão primitivo (3) um traço recessivo mendeliano (4) uma caraterística atávica e (5) uma mutação resultante da deficiência de odontoblastos durante a dentinogénese das raízes. Hammer e seus colegas acreditam que o taurodont é causado pela falha da bainha epitelial da raiz de Hertwig em invaginar-se no nível horizontal adequado.[23]

O taurodontismo pode ocorrer como uma caraterística isolada ou como um componente de uma síndrome específica. Uma frequência aumentada de taurodontismo tem sido observada em pacientes com hipodontia, fenda labial e fenda palatina. Os resultados sugerem que as anomalias cromossómicas podem perturbar o desenvolvimento da forma do dente e que o taurodontismo não é o resultado de uma anomalia genética específica.[22]

Síndromes associadas ao taurodontismo:[22]

- Amelogénese imperfeita hipoplásica, tipo IE
- Amelogénese imperfeita-taurodontismo, tipo IV
- Cranioectodérmico
- Displasia ectodérmica
- Hipofosfatasia
- Síndrome de Klienfelter
- Síndrome óculo-dento-digital
- Rapp-Hodgkin
- Descidas
- Trico-dento-ósseo
- Tricho-onycho-dental

' Nanismo microcefálico - taurodontismo

DILACERAÇÃO

As dilacerações são uma curvatura ou angulação extraordinária das raízes dos dentes.

Etiologia: A causa desta condição tem sido atribuída a um trauma durante o desenvolvimento da raiz. O movimento da coroa ou da coroa e parte da raiz a partir da raiz remanescente em desenvolvimento pode resultar numa angulação acentuada após a raiz completar o seu desenvolvimento. Acredita-se que factores hereditários estejam envolvidos num pequeno número de 25 casos.

ESMALTE ECTÓPICO:

Fase em que ocorre uma perturbação do desenvolvimento: Fase de aposição e maturação.[15]

O esmalte ectópico refere-se à presença de esmalte em locais pouco habituais, principalmente na raiz do dente. As mais conhecidas são as pérolas de esmalte. Para além das pérolas de esmalte, as extensões cervicais de esmalte também ocorrem ao longo da superfície das raízes dentárias.[22]

Pérolas de esmalte: Ocorrem mais frequentemente na bifurcação ou trifurcação dos dentes, mas também podem aparecer em dentes pré-molares com raiz única. Os molares superiores são mais frequentemente afectados do que os molares inferiores. Estes são suportados por dentina e raramente podem ter o corno pulpar a estender-se para dentro deles.[25] A superfície do esmalte impede a fixação periodontal normal com tecido conjuntivo, e provavelmente existe uma junção hemidemosomal. Esta junção é menos resistente à rutura; uma vez que a separação ocorre, é provável que ocorra uma rápida perda de ligação.[22]

Extensão cervical do esmalte: Localizada na superfície vestibular da raiz sobre a bifurcação. Os molares mandibulares são mais afectados do que os molares superiores. Uma vez que o tecido conjuntivo não se pode fixar ao esmalte, estas extensões têm sido correlacionadas positivamente com a perda localizada de ligação periodontal com envolvimento da furca. Os quistos desenvolvem-se ao longo da superfície bucal sobre a bifurcação e são mais apropriadamente designados por quistos da bifurcação bucal. A associação entre extensões cervicais de esmalte e este quisto inflamatório único é controversa.[22]

RAÍZES SUPRANUMERÁRIAS:

Esta condição de desenvolvimento não é incomum e pode envolver qualquer dente. Dentes que normalmente têm uma única raiz, particularmente os bicúspides e cúspides mandibulares, muitas vezes têm duas raízes. Os molares maxilares e mandibulares, particularmente o terceiro molar, também podem exibir uma ou mais raízes supranumerárias. Este fenómeno tem uma importância considerável nas exodontias, pois uma destas raízes pode ser quebrada durante a extração e, se não for reconhecida e permanecer no alvéolo, pode ser uma fonte de infeção futura. As raízes supranumerárias são frequentemente designadas por radix entomolaris.[23]

LOBODONTIA

A lobodontia (dentes em forma de lobo) foi descrita numa grande família que reside no norte dos Estados Unidos. A dentição assemelha-se à observada em carnívoros, com cúspides em forma de presas nos cúspides e pré-molares e cúspides anómalas nos dentes molares. Em muitos aspetos, estes assemelham-se a defeitos múltiplos do núcleo axial. Alguns doentes apresentam dens invaginatus para além dos defeitos evaginados. A doença é herdada como um traço autossómico dominante. Não se sabe se existe um defeito morfológico ou estrutural na dentina destes dentes.[31]

GLOBODONTIA

Trata-se de uma doença recentemente descrita em que as coroas dos dentes, com exceção dos incisivos, têm forma de bola ou de globo, maiores do que o normal, e têm cúspides e superfícies oclusais anómalas. O esmalte é mais fino do que o normal e tem pequenas saliências na superfície, dando a impressão de que se está a olhar para uma bola de basquetebol com grãos de couro de vaca. Nas radiografias, as coroas têm forma de globo, possuem uma fina cobertura de esmalte, grandes câmaras pulpares que podem parecer duplicadas e raízes distorcidas com massas radiopacas anormais ao longo dos canais radiculares. A doença é possivelmente uma caraterística autossómica dominante. Em geral, a estrutura da dentina é normal. Algumas áreas microscópicas de dentina interglobular são encontradas. Muitos doentes com esta doença desenvolvem uma perda auditiva de alta frequência.[31]

III. PERTURBAÇÕES NA ESTRUTURA DOS DENTES:

PERTURBAÇÃO DA ESTRUTURA DO ESMALTE:

AMELOGÉNESE IMPERFEITA (AI):

Fase em que ocorre uma perturbação do desenvolvimento: Fase de aposição e maturação.[15]

A primeira definição de IA como uma doença foi atribuída a Weinnman et al., que classificou a IA em dois tipos: hipocalcificada e hipoplásica. Darling (1956) afirmou que a IA implicava uma falha generalizada da estrutura do esmalte, afectando todos os dentes de uma ou ambas as dentições. Witkop e Rao (1971) definiram a IA como "um grupo de condições hereditárias desfigurantes que afetam a aparência clínica do esmalte de todos ou quase todos os dentes, que ocorrem em parentesco de tal forma que todos os defeitos no parentesco mostram essencialmente o mesmo defeito e que não estão associados a mudanças morfológicas ou biológicas conhecidas em outras partes do corpo".[32]

Um padrão de hereditariedade complexo dá origem à AI. Pode ser diferenciada em três grupos principais: hipoplásica (HP), hipocalcificada (HC) e hipomatura (HM), dependendo da apresentação clínica dos defeitos e da fase provável da formação do esmalte que é primariamente afetada. Cada grupo clínico de IA pode ainda ser dividido em vários subgrupos, dependendo do modo de hereditariedade, bem como da aparência clínica do esmalte defeituoso, embora em alguns casos a sobreposição de caraterísticas clínicas possa dificultar a distinção.[23]

A hereditariedade pode ser autossómica dominante, recessiva ou ligada ao X. No entanto, os tipos mais comuns têm uma herança autossómica e pensa-se que são causados por mutações no gene AMEL X que codifica a ameloblastina (C4), a enamelina (C4) ou a tutelina (C1). No caso do tipo autossómico dominante de IA, o locus do gene defeituoso situa-se no cromossoma 4q21, no qual se localiza a enamelina. Os tipos menos comuns ligados ao X são causados por uma variedade de defeitos nos genes da amelogenina e, confusamente, parece que a mesma mutação pode causar formas hipoplásicas, hipominaralização e hipomaturação em diferentes doentes.[33]

Amelogénese imperfeita hipoplásica: A alteração básica centra-se na deposição inadequada da matriz do esmalte. Qualquer matriz presente é mineralizada adequadamente e, radiograficamente, contrasta bem com a dentina subjacente.

Padrão generalizado: Os pits pontuais ou em forma de cabeça de alfinete estão espalhados pela superfície dos dentes e não correspondem a um padrão de danos ambientais.

Padrão localizado: Os dentes afectados demonstram filas horizontais de buracos, uma depressão linear ou uma grande área de esmalte hipoplásico rodeada por uma zona de hipocalcificação.[22]

Padrão liso autossómico dominante: O esmalte de todos os dentes exibe uma superfície lisa e é fino, duro e brilhante. A ausência de espessura adequada do esmalte resulta em dentes que têm a forma de preparações de coroas e demonstram pontos de contacto abertos. A cor varia do branco opaco ao castanho translúcido. [22]

Padrão liso dominante ligado ao X: Os homens com padrão liso dominante ligado ao X exibem esmalte difuso, fino, liso e brilhante em ambas as dentições. Os dentes têm a forma de preparação de coroa e os pontos de contacto são abertos. A cor varia do castanho ao castanho-amarelado.[22]

Padrão rugoso dominante ligado ao X: O esmalte é fino, duro e com superfície rugosa. Tal como nas formas lisas, os dentes afunilam em direção à superfície incisal-oclusal e apresentam pontos de contacto abertos. A cor varia de branco a branco-amarelado.[22]

Agenesia do esmalte: Este tipo apresenta uma ausência total de formação de esmalte.

Hipomaturação da amelogénese imperfeita: A matriz do esmalte é formada adequadamente e começa a mineralizar-se; no entanto, existe um defeito na maturação da estrutura cristalina do esmalte. Os dentes afectados têm uma forma normal, mas exibem uma descoloração manchada, opaca, branca, castanha e amarelada.[22]

Padrão pigmentado: a superfície do esmalte é mosqueada e castanho-ágar. O esmalte parte frequentemente da dentina subjacente e é suficientemente macio para ser perfurado com um explorador dentário.[22]

Padrão ligado ao X: Os machos afectados exibem um padrão diferente na dentição decídua e permanente. Os dentes decíduos são brancos opacos com manchas translúcidas; os dentes permanentes são brancos amarelados opacos e podem escurecer com a idade. As pacientes do sexo feminino apresentam um padrão semelhante em ambas as dentições. Os dentes apresentam bandas verticais de esmalte branco opaco e esmalte translúcido normal; as bandas são aleatórias e assimétricas.[22]

Padrão em forma de "boné de neve": Estes apresentam uma zona de esmalte branco opaco na incisal ou oclusal de um quarto a um terço da coroa. Os dentes afectados demonstram frequentemente uma distribuição anterior para posterior e foram comparados com uma dentadura mergulhada em tinta branca.[22]

Amelogénese imperfeita hipocalcificada: A matriz do esmalte é formada em quantidade normal, mas não ocorre mineralização significativa. Quando recém-erupcionado, o esmalte é normal em espessura e forma, mas tem um aspeto fraco, opaco ou calcário. Os dentes tendem a ficar manchados e são desgastados com relativa rapidez. Os incisivos superiores assumem uma aparência de ombro devido à fragmentação do esmalte fino e macio na superfície incisal.[33]

Hipomaturação/amelogénese imperfeita hipoplásica: Este tipo de AI apresenta hipoplasia do esmalte em combinação com hipomaturação.

Padrão hipomaturação-hipoplásico: O defeito predominante é a hipomaturação do esmalte, em que o esmalte aparece mosqueado de branco-amarelado a castanho-amarelado, sendo frequentes as fossas na superfície vestibular dos dentes.[22]

Padrão hipoplásico-hipomaturação: O defeito predominante é uma hipoplasia do esmalte, em que o esmalte é fino; o esmalte que está presente demonstra hipomaturação.[22]

HIPOPLASIA AMBIENTAL DO ESMALTE

Fase em que ocorre uma perturbação do desenvolvimento: Aposição e maturação stage.[15]

Hipoplasia devida a deficiência nutricional: Alguns estudos demonstraram que o raquitismo durante o período de formação dos dentes é a causa mais comum de hipoplasia do esmalte. As deficiências de vitamina A e C têm sido apontadas como causas. A hipoplasia é do tipo pitting e, uma vez que os pits tendem a manchar, o aspeto clínico dos dentes pode ser muito desagradável.[23]

Hipoplasia devida a febres exantemáticas: Alguns estudos indicaram que as doenças exantemáticas, incluindo o sarampo, a varicela e a escarlatina, são factores etiológicos, mas outros investigadores não conseguiram confirmar os resultados. Em geral, pode afirmar-se que qualquer deficiência nutricional grave ou doença sistémica é potencialmente capaz de produzir hipoplasia do esmalte, uma vez que os ameloblastos são o grupo de células mais sensível do corpo em termos de função metabólica.[23]

Hipoplasia do esmalte na sífilis congénita: A hipoplasia devida à sífilis congénita não é, na maioria das vezes, do tipo pitting. Esta hipoplasia envolve os incisivos permanentes maxilares e mandibulares e os primeiros molares, os dentes anteriores afectados são chamados *dentes de Hutchinson* e os molares são referidos como *molares em amora*. Caracteristicamente, os incisivos centrais superiores têm a forma de uma chave de fendas, com as superfícies mesial e distal da coroa a afunilarem-se e a convergirem para o bordo incisal do dente.[23]

Hipoplasia do esmalte devido a hipocalcemia: A tetania induzida por uma diminuição do nível de cálcio no sangue pode resultar de várias condições, sendo as mais comuns a deficiência de vitamina D e de paratiróides. Na tetania, o nível de cálcio sérico pode descer até 6-8 mg por 100 ml e, a este nível, produz-se frequentemente hipoplasia do esmalte nos dentes que se desenvolvem concomitantemente. Este tipo de hipoplasia é geralmente do tipo "pitting".[23]

Hipoplasia devido a infeção local ou trauma: Um tipo de hipoplasia ocasionalmente observado é invulgar na medida em que apenas um único dente está envolvido, mais frequentemente um dos incisivos maxilares permanentes ou um pré-molar maxilar ou mandibular. Pode haver qualquer grau de hipoplasia, variando de uma leve descoloração acastanhada do esmalte a uma severa picada e irregularidade na coroa do dente. Estes dentes isolados são frequentemente referidos como dentes de Turner e esta condição é denominada hipoplasia de Turner.[23]

Hipoplasia do esmalte devido ao flúor: Dependendo do nível de flúor na água de abastecimento, existe uma grande variedade de gravidade na aparência do dente mosqueado. (1) alterações questionáveis caracterizadas por manchas brancas, (2) alterações ligeiras manifestadas por áreas brancas opacas envolvendo mais da área da superfície do dente, (3) alterações moderadas e graves mostrando pitting e coloração acastanhada da superfície, (4) uma aparência corroída dos dentes.[23]

Hipoplasia devido à terapia antineoplásica: Embora tanto a quimioterapia como a radioterapia possam ser responsáveis por alterações no desenvolvimento, as alterações mais graves estão associadas à radiação. Como seria de esperar, os dentes em desenvolvimento são afectados de forma mais grave, sendo que estas terapêuticas produzem alterações clínicas mais comuns em doentes com menos de 12 anos e mais extensas em doentes com menos de 5 anos. O grau e a gravidade das alterações de desenvolvimento estão relacionados com a idade do doente aquando do tratamento e com a forma de terapia. Doses tão baixas como 0,72Gy estão associadas a defeitos de desenvolvimento ligeiros, tanto no esmalte como na dentina. As alterações frequentemente observadas incluem hipodontia, microdontia, hipoplasia radicular e hipoplasia do esmalte. Para além disso, a hipoplasia mandibular e a redução do desenvolvimento vertical do terço inferior da face não são raras.[22]

PERTURBAÇÕES NA ESTRUTURA DA DENTINA

DENTINOGÉNESE IMPERFEITA:

Fase em que ocorre a perturbação do desenvolvimento: Fases de aposição e maturação.[15]

É um defeito hereditário que consiste em dentes opalescentes compostos por dentina irregularmente formada e pouco mineralizada que oblitera as câmaras pulpares e os canais pulpares. A DI é uma desordem hereditária da formação da dentina que geralmente exibe um modo de transmissão autossómico. Esta doença foi classificada em três tipos:

Tipo I: DI que ocorre em doentes afectados com osteogénese imperfeita (OI).

Embora nem todos os doentes com OI tenham DI. Este tipo é normalmente herdado como um traço autossómico dominante. Embora os dentes tenham a mesma cor opalescente que no tipo II, estão presentes outras caraterísticas da OI, como a coloração azulada da esclerótica dos olhos.[34]

Tipo II: DI que não está associada à OI. O termo comum para este tipo é dentina opalescente hereditária. É o tipo mais comum e é herdado como um traço autossómico dominante.[34]

Tipo III (tipo Brandywine): é raro e é herdado como um traço autossómico dominante. É considerado apenas uma expressão homozigótica do tipo II. Clinicamente é o mesmo que o tipo I e o tipo II, exceto que os pacientes exibem múltiplas exposições pulpares na dentição decídua.[34]

Este defeito de formação do colagénio é transmitido como uma caraterística autossómica dominante. O gene está intimamente relacionado com o da osteogénese imperfeita, nomeadamente o tipo IV. Os defeitos nos genes COL1A1 e COL1A2 para a hélice alfa do procolagénio impedem a polimerização em colagénio tipo 1 normal.[33]

Classificação da DI:[22]

Peles	Apresentação clínica	Witkop
Dentinogénese imperfeita I	Osteogénese imperfeita com dentes opalescentes	Dentinogénese imperfeita
Dentinogénese imperfeita II	Dentes opalescentes isolados	Dentes opalescentes hereditários
Dentinogénese imperfeita	Dentes opalescentes isolados	Isolado de Brandywine

III		

As alterações dentárias na DI e na OI com dentes opalescentes são semelhantes do ponto de vista clínico, radiográfico e histopatológico. Todos os dentes de ambas as dentições são afectados. Os dentes decíduos são os mais afectados, seguidos dos incisivos permanentes e dos primeiros molares. As dentições apresentam descolorações azuis a castanhas, muitas vezes com uma translucidez distinta. O esmalte separa-se da dentina defeituosa subjacente. Radiograficamente, os dentes apresentam coroas bulbosas, constrição cervical, raízes finas e obliteração precoce dos canais radiculares e das câmaras pulpares. Embora as polpas sejam normalmente obliteradas pelo excesso de produção de dentina, alguns dentes podem apresentar polpas de tamanho normal ou aumento da polpa (dentes em concha). *Os dentes em concha* exibem esmalte de espessura normal em associação com dentina extremamente fina e polpas dramaticamente alargadas; a dentina fina pode envolver todo o dente ou estar isolada na raiz.[22]

DENTIN DYSPLASIA (Dentes sem raiz):

A displasia da dentina é uma perturbação rara da formação da dentina, caracterizada por esmalte normal mas formação atípica de dentina com morfologia pulpar anormal. Em tempos, pensou-se que se tratava de uma única entidade patológica, mas atualmente foi separada por Sheilds e seus colaboradores em tipo I (displasia da dentina) e tipo II (displasia anómala da dentina). No entanto, Witkop sugeriu que, como guia para o clínico, estas condições fossem referidas como displasia da dentina radicular (tipo I) e displasia da dentina coronal (tipo II).[23]

Tipo I (displasia radicular da dentina): Embora ambos os tipos de DD sejam raros, o tipo I é mais comum do que o tipo II. A cor dos dentes está normalmente dentro dos valores normais. Os dentes afectados apresentam uma motilidade aumentada e podem esfoliar precocemente. As raízes dos dentes são geralmente curtas, abauladas e cónicas ou ausentes. Os molares inferiores têm uma raiz caraterística em forma de W. Os dentes permanentes podem apresentar obliteração do espaço pulpar, no entanto, restos finos da câmara pulpar em forma de crescente ou em forma de chevron estão frequentemente presentes.[34]

Os túbulos dentinários normais parecem ter sido bloqueados, de modo que a nova dentina se forma à volta dos obstáculos e assume o aspeto caraterístico descrito como "lava a fluir à volta de pedras". Estudos de Sauk com microscópio eletrónico sugeriram que este padrão de "cascatas de dentina" resulta de tentativas repetitivas de formar a estrutura da raiz.[23]

Tipo II (displasia da dentina coronal): Ambos os dentes decíduos e primários são afectados. Mas a aparência clínica de ambos os conjuntos varia. Clinicamente, os dentes decíduos exibem uma cor cinzenta azulada, acastanhada ou amarelada e têm o mesmo aspeto opalescente translúcido que se observa na DI. Radiograficamente, os dentes decíduos de DD tipo II exibem câmaras pulpares obliteradas e canais que são semelhantes aos observados em DD tipo I e DI.[33] No entanto, os dentes permanentes apresentam uma câmara pulpar anormalmente grande na porção coronal do dente, frequentemente descrita como tendo a forma de um "tubo de cardo", e nessas áreas podem ser encontrados focos radiopacos semelhantes a cálculos pulpares.[23] Histologicamente, os dentes decíduos exibem dentina amorfa e atubular na porção radicular, enquanto a dentina coronal é relativamente normal. Os dentes permanentes também apresentam dentina coronal relativamente normal, mas a polpa apresenta múltiplos cálculos pulpares ou dentículos.[23]

Doença sistémica correlacionada com alterações do tipo displasia dentária:

- Calcinose universal
- Artrite reumatoide e vitaminose D
- Osso esclerótico e anomalias do esqueleto
- Calcinose tumoral

Caraterísticas histopatológicas: Na displasia dentinária tipo I, o esmalte coronal e a dentina são normais. Apicalmente ao ponto de desorganização, a porção central da raiz forma espirais de dentina tubular e osteodentina atípica. Esses verticilos exibem uma camada periférica de dentina normal, dando à raiz a aparência de um "riacho fluindo em torno de pedregulhos".[22]

Em pacientes com displasia dentinária tipo II, os dentes decíduos demonstram o padrão como na dentinogénese imperfeita. Os dentes permanentes exibem esmalte normal e dentina coronal. Adjacente à polpa são vistas numerosas áreas de dentina interglobular. A dentina radicular é atubular, amorfa e hipertrófica.[22]

DISPLASIA FIBROSA DA DENTINA:

Esta doença foi descrita pela primeira vez como sendo encontrada num doente com uma aparência clínica caraterística. Investigações recentes revelam que outros membros da família afectados não têm fácies invulgar. Os dentes secundários parecem ser clinicamente normais em forma e cor. Nas radiografias, o contorno geral dos dentes é normal. Em contraste com a completa obliteração das câmaras pulpares e da maioria dos canais radiculares observada na dentina opalescente, pequenos focos ocasionais de áreas radiolúcidas podem ser vistos tanto nas câmaras como nos canais. Histologicamente, toda a dentina é anormal. A dentina varia em aparência de área para área. Apenas ocasionalmente podem ser encontrados traços estreitos de dentina tubular de aparência mais normal sob as cúspides. A dentina anormal parece ser composta por feixes imensamente grandes de colagénio semelhante à predentina, intercalados com numerosas lacunas, células incorporadas e áreas de deposição de sais de cálcio em espaços sem matriz. Estas lacunas são maiores do que as fibras de tomos, contêm eritrócitos e não têm uma forma tubular. Algumas áreas na dentina contêm restos nucleares que provavelmente representam odontoblastos aprisionados. Em toda a área da raiz existem muitas lacunas maiores com restos degenerados de tecido pulpar com subsequente calcificação distrófica. Esta condição é herdada como um traço autossómico dominante. Não se sabe se a dentição primária destes doentes foi afetada de forma semelhante, uma vez que todos os doentes examinados até à data eram adultos.[31]

PERTURBAÇÕES NA ESTRUTURA DO ESMALTE E DA DENTINA

ODONTODISPLASIA REGIONAL (HASTE)

Fase em que ocorre uma perturbação do desenvolvimento: Fase de aposição e maturação.[34]

É uma perturbação do desenvolvimento de vários dentes adjacentes em que o esmalte e a dentina são finos e irregulares e não mineralizam adequadamente, o tecido circundante é hiperplásico e contém uma acumulação focal de calcificação esférica e restos odontogénicos. A odontodisplasia regional (ODR) ou dentes fantasma é uma perturbação não hereditária do desenvolvimento dentário que ocorre esporadicamente e que se caracteriza pela formação defeituosa de esmalte e dentina, para além de uma calcificação anormal da polpa e dos folículos.[34]

Patologias associadas à Odontodisplasia Regional: Displasia ectodérmica, nevos epidérmicos, hipofosfatasia, hidrocefalia, hipoplasia facial ipsilateral. Neurofibromatose, coloboma orbital, incompatibilidade de Rhesus e nevos vasculares.[22]

Etiopatogénese: Incluem migração anormal das células da crista neural, vírus latente, deficiência circulatória local, trauma ou infeção local, hiperpirexia, desnutrição, medicação usada durante a gravidez, radioterapia e mutações somáticas.[22]

O distúrbio ocorre mais frequentemente na maxila do que na mandíbula. É regional, na medida em que afecta vários dentes contíguos num único quadrante. A condição é mais comum na dentição permanente. Os dentes afectados apresentam um atraso ou uma falha total na erupção. Os dentes estão consideravelmente deformados com uma superfície macia e coriácea e apresentam uma descoloração castanho-amarelada. As radiografias são carateristicamente únicas, mostrando uma redução acentuada da radiodensidade, de modo que os dentes assumem uma aparência fantasma. Tanto o esmalte como a dentina parecem muito finos e a polpa.[22]

Caraterísticas histopatológicas: Em secções trituradas, a espessura do esmalte varia, resultando numa superfície irregular. A estrutura prismática do esmalte é irregular ou inexistente, com um aspeto laminado. A dentina contém fissuras dispersas por uma mistura de dentina interglobular e material amorfo. São frequentemente observadas áreas globulares de dentina tubular mal organizada e inclusões celulares dispersas. O tecido folicular que rodeia a coroa pode estar aumentado e, tipicamente, exibe colecções focais de calcificação basófila semelhante ao esmalte, denominadas "conglomerados esmeloides".[22]

PERTURBAÇÕES NA ESTRUTURA DO CEMENTO HIPOFOSFATASIA:

A hipofosfatasia é herdada, na maioria dos casos, como uma doença autossómica recessiva, mas em algumas famílias é herdada como uma doença autossómica dominante, apresentando os indivíduos afectados uma forma clínica mais ligeira. A hipofosfatasia é uma perturbação da mineralização óssea causada por uma deficiência de fosfatase alcalina no soro e nos tecidos. A causa da hipofosfatasia é um defeito no gene que codifica a fosfatase alcalina não específica dos tecidos (TNSALP).[34]

A hipofosfatasia é caracterizada por alterações ósseas raquíticas em bebés e crianças e osteomalácia em adultos. A formação e erupção atrasadas da dentição primária, a perda prematura dos dentes primários e a perda espontânea dos dentes permanentes são caraterísticas da hipofosfatasia. A perda prematura dos dentes decíduos, especialmente dos incisivos na forma infantil da doença, parece dever-se à ausência de cemento. As radiografias destes doentes revelam câmaras pulpares e canais pulpares aumentados; no entanto, o esmalte é normal.[34]

HIPERCEMENTOSE:

É uma deposição não neoplásica de cemento excessivo que é contínuo com o cemento radicular normal. Ocorre predominantemente na idade adulta e a frequência aumenta com a idade. Os dentes pré-molares são os mais frequentemente afectados.

Factores associados à hipercementose:

Factores locais: Traumatismo oclusal anormal, inflamação adjacente, dentes sem oposição

Factores sistémicos: Acromegalia e gigantismo hipofisário, artrite, calcinose, doença de Paget dos ossos, febre reumática, bócio da tiroide e deficiência de vitamina A.[22]

IV. DISTÚRBIOS NA ERUPÇÃO DOS DENTES DENTES DECIDUOSOS ANQUILOSADOS (dentes submersos):

Os dentes submersos são dentes decíduos, mais frequentemente segundos molares mandibulares, que sofreram um grau variável de reabsorção radicular e se tornaram anquilosados ao osso. Esse processo impede sua esfoliação e posterior substituição por dentes permanentes. Após a erupção dos dentes permanentes adjacentes, os dentes anquilosados parecem estar submersos abaixo do nível de oclusão. A causa não é conhecida, embora em alguns casos o trauma, a infeção, o metabolismo local perturbado ou uma influência genética tenham sido considerados factores etiológicos importantes.[23]

Dentes inclusos e impactados: Dentes inclusos são dentes individuais que não são erupcionados, geralmente devido à falta de força eruptiva. Dentes impactados são aqueles que são impedidos de erupcionar por uma barreira física no caminho da erupção. Os terceiros molares superiores e inferiores e as cúspides superiores são os mais frequentemente impactados, seguidos pelos pré-molares e dentes supranumerários.[23]

Erupção retardada: A erupção retardada ou atrasada dos dentes decíduos é difícil de estabelecer, a não ser que a erupção esteja grosseiramente atrasada. Em muitos casos, a etiologia é desconhecida, embora em alguns casos possa estar relacionada com condições sistémicas, incluindo raquitismo, cretinismo e displasia cleidocraniana. Factores ou circunstâncias locais também podem atrasar a erupção, como no caso da fibromatose gengival, em que o tecido conjuntivo denso não permite a erupção. O atraso na erupção da dentição permanente como um todo pode estar associado à mesma condição local ou sistémica que causa o atraso na erupção dos dentes decíduos.[23]

Causas locais de atraso na erupção dentária:[35]

- Barreira mucosa/tecido cicatricial
- Fibromatose gengival/hiperplasia gengival
- Dentes supranumerários
- Tumores odontogénicos
- Anquilose dos dentes decíduos
- Perda prematura do dente primário
- Odontodisplasia regional
- Dente primário impactado
- Erupção ectópica
- Deficiência no comprimento do arco
- Danos por radiação
- Fendas orais

' Displasia segmentar odontomaxilar

Causas sistémicas do atraso na erupção dentária:[35]

- Nutrição

- Raquitismo resistente à vitamina D
- Doenças endócrinas
- *Hipotiroidismo*
- *Hipopituitarismo*
- *Hipoparatiroidismo*
- *Pseudo-hipoparatiroidismo*
- Quimioterapia de longa duração
- Infecções por VIH
- Medicamentos (Fenitoína)
- Anemia
- Doença celíaca
- Ictiose
- Exposição a cobalto, chumbo ou outros metais pesados
- Familiar/ hereditário
- Idiopático

Doenças genéticas associadas ao atraso na erupção dentária:[35]

- Síndrome de Apert
- Síndrome de Carpenter
- Querubismo

Displasia condroectodérmica

- Displasia cleidocraniana
- Displasia dentária
- Mucopolissacaridose
- Síndrome de Down
- Disqueratose congénita
- Displasia ectodérmica

- Epidermólise bolhosa
- Síndrome de GAPO
- Síndrome de Gardner
- Síndrome de Gaucher
- Síndrome de Laband
- Síndrome de Rutherford
- Síndrome de Cross
- Síndrome de Ramon
- Síndrome de Gorlin
- Síndrome de McCune Albright
- Neurofibromatose
- Osteopetrose
- Osteogénese imperfeita
- Displasia oto-dental
- Síndrome de Parry Romberg
- Síndrome de Rothmund-Thompson

- Esclerosteose

- Síndrome de SHORT
- Síndrome de deleção 22q11
- Progeria

CAPÍTULO 17. AGENDA PARA O FUTURO

O objetivo final da investigação sobre os mecanismos e a base genética do desenvolvimento dentário e a patogénese dos defeitos dentários é gerar conhecimentos que possam ser aplicados na prática clínica para diagnóstico, prevenção e tratamento de defeitos. A regeneração de dentes inteiros parece ser um objetivo muito distante e pode não ser exequível; mesmo que seja possível, pode ser demasiado complicado e dispendioso para substituir as terapias de substituição de dentes protéticos disponíveis. No entanto, a substituição de partes de dentes pode ser uma visão mais realista para o futuro.[12]

A identificação da AXIN2 como causa da agenesia dentária levou à descoberta de uma ligação entre a oligodontia e o cancro. Isto permitiu o diagnóstico precoce do cancro colorrectal em doentes com oligodontia e a remoção cirúrgica dos tumores numa fase inicial. Estudos futuros devem centrar-se em clarificar quão comuns são as ligações entre hipodontia e transformação maligna a nível populacional. [12]

Até à data, a ênfase dos estudos moleculares tem sido colocada nos genes envolvidos nas redes de sinalização. No entanto, para além da proliferação celular, as respostas que os diferentes sinais provocam no comportamento celular são pouco conhecidas. A análise de microarray identificará provavelmente genes associados a funções celulares, como a adesão, a polarização e a migração. Os estudos de expressão genética já revelaram padrões regulados pelo desenvolvimento para muitos genes envolvidos na adesão celular e nas interações célula-matriz. O estudo das funções destes genes e proteínas exigirá também o desenvolvimento de metodologia de biologia celular, em particular técnicas de imagiologia e de marcação, e de técnicas de cultura celular que possam ser aplicadas às células dentárias.[12]

Os métodos in vitro continuarão a ser valiosos para elucidar a função biológica das moléculas envolvidas no desenvolvimento dentário. A morfogénese dos germes dentários dissecados continua em cultura de órgãos, desde o botão até à fase final do desenvolvimento, e pode ser manipulada de diferentes formas. A função dos genes pode ser inibida por anticorpos e tecnologias anti-sentido, e a metodologia RNAi pode permitir a eliminação funcional de vários genes em simultâneo. As construções de genes podem ser introduzidas nos dentes em desenvolvimento por extrapolação. Para além da análise da perda de função, esta abordagem também pode ser utilizada para experiências de ganho de função, que serão úteis para elucidar a função normal dos genes.[12]

Vários genes podem ter efeitos sinérgicos, aditivos e antagónicos numa via de sinalização, e também genes em diferentes vias de sinalização podem compensar as funções uns dos outros. É óbvio que a ablação funcional de um único gene ou mesmo de dois ou três genes de cada vez não será suficiente para compreender processos complexos. São necessárias abordagens sistémicas e a modelação informática dos processos biológicos. As redes de sinalização que regulam o padrão das cúspides são um exemplo perfeito de um sistema complexo em que múltiplas vias estão integradas e a ação concertada de sinais inibitórios e estimuladores determina a forma final da coroa. A modelação computacional já foi aplicada para recapitular as redes neste processo e espera-se que tais estudos aumentem a nossa compreensão dos complexos processos de sinalização e dos seus papéis na morfogénese dentária.[12]

CONCLUSÃO

Existem muitos tipos de dentes, como os incisivos cortantes, os caninos rasgadores, os pré-molares e os molares trituradores. O crescimento contínuo dos dentes é comum em muitos animais e alguns organismos podem substituir os dentes perdidos ao longo da vida. Há também variações entre as espécies quanto à extensão da cobertura de esmalte dos dentes. Apesar destas diferenças, os dentes mais recentes, incluindo os dos humanos, têm origem num precursor comum e desenvolvem-se sob instruções moleculares semelhantes. Os defeitos dentários ou a falta de dentição comprometem a saúde humana física e psiquiatricamente. Os biólogos evolutivos e do desenvolvimento, bem como os engenheiros de tecidos, estão a trabalhar em conjunto para investigar e comparar a origem dos tecidos, o padrão e o crescimento de várias partes dos dentes, num esforço para restaurar tecidos saudáveis e/ou reparar tecidos defeituosos. A nossa compreensão destes processos biológicos pode servir de base para a futura conceção e fabrico de dentes regenerados.

A investigação prossegue com o objetivo de poder explorar os processos naturais para gerar novas terapias. Para tal, alargámos os nossos conhecimentos sobre a biologia celular e molecular e os circuitos genéticos envolvidos nas interações epiteliais mesenquimais. O trabalho futuro continuará a explorar a possibilidade de restauração de tecidos dentários in vivo e a regeneração de dentes inteiros, tanto *invivo* como *invitro.* Parece agora que a recente convergência do projeto do genoma humano e de outros projectos em diferentes campos científicos e tecnológicos enriqueceu significativamente o arsenal de ferramentas que podem ser aplicadas para o objetivo da regeneração dos tecidos dentários.

Não há dúvida de que será necessário muito tempo até que mesmo a restauração parcial dos tecidos dentários, e muito menos a regeneração completa dos dentes, seja conseguida in vivo e in vitro e aplicada na prática clínica. No entanto, existem razões para sermos optimistas. Espera-se que, ao continuarmos a melhorar os nossos conhecimentos nestas áreas, possamos melhorar a forma como diagnosticamos e tratamos as patologias que afectam os dentes, quer resultem de factores genéticos ou ambientais, de lesões ou de doenças.

REFERÊNCIAS

1. Provenza VD, Seibel W. Oral histology, inheritance and development (Histologia oral, herança e desenvolvimento). 2nd edition. Lea and Febiger, Philadelphia. 1986. p.106-146.

2. Koussoulakou DS, Margaratis LH, Koussoulakos SL. Um curriculum vitae de dentes; evolução, geração, regeneração. Int J Biol Sci 2009;5(3):226-243.

3. Cobourne TM. O controlo genético da odontogénese precoce. British J Orthodontics 1999;26:21-28.

4. Miletich I, Sharpe TP. Desenvolvimento dentário normal e anormal. Human Molecular Genetics 2003;12(1):69-73.

5. McColum M, Sharpe TS. Evolução e desenvolvimento dos dentes. J Anat 2001;199: 153-159.

6. Maas R, Bei M. O controlo genético do desenvolvimento precoce dos dentes. Revisões críticas em Oral Bio & Med 1997;8(1):4-39.

7. Nanci A. Ten Cate's Oral histology, development, structure and function (Histologia oral, desenvolvimento, estrutura e função). 7th edition. Publicação Elsevier; 2008.p.34-46, 79-95, 147-178.

8. Garant PR. Oral cells and tissues. Quintessence Publishing Co. 2003.p.1-19.

9. Sharpe TS. A crista neural e a morfogénese dentária. Adv Dent Res 2001;15:4-7.

10. Chaterjee S, Boaz K. Biologia molecular da odontogénese. J Orofacial Sciences 2011;3(1):57-61.

11. Mitsiadis TA, Luder HU. Base genética da malformação dentária: dos ratos aos homens e vice-versa. Clinical Genetics 2011;1-11.

12. Thesleff I. Capítulo 17: Os dentes. In: Ferreti P, Copp A, Tickle C, editores. Embryos, genes and birth defects. 2nd edition. Publicação Wiley; 2006. p.515-536

13. Aberg T. As funções das BMPs e do Runx2 no desenvolvimento normal dos dentes e na patogénese da displasia cleidocraniana. Dissertação académica. 2006.

14. Kumar GS. Orban's Oral histology and embryology. 13th edition. Elsevier: 2007.p.27-35, 37-38, 142, 332-345.

15. Bath-Balogh M, Fehrenbach. M.J. Dental embryology histology and anatomy. 2nd edition. Elsevier saunders: 2006. p. 61-94.

16. Berkovitz BJB, Holand BR, Moxham BJ. Oral anatomy, histology, embryology (Anatomia oral, histologia e embriologia). 3a edição. Publicações Mosby: 2002.p.290-302, 320-331.

17. Avery JK. Oral development and histology. 3rd edition. Thieme-Stuttgrat Newyork: 2002. p. 72-152.

1 8.Sasaki S, Shimokawa H. O gene da amelogenina. Int J Dev Biol 1995;39:127-133.

19. Hopewell A Smith. Relativamente ao cemento humano. J Dent Res 1920;2:59-75.

20. Wise GE, Bowers, D'souza RN. Cellular, molecular and genetic determinants of tooth eruption. Revisões Críticas em Bio e Medicina Oral 2002;13:323-334.

21. Ghaznawi HI, Daas H, Salako NO. Um estudo clínico e radiográfico de

anomalias dentárias numa população da Arábia Saudita. The Saudi Dental Journal 1999;11(1):8- 13.

22. Neville BW, Damm DD, Allen CM, Bouquot JE. Oral and Maxillofacial Pathology. 2nd edition. Saunders: 2004. p. 49-106.

23. Rajendran R, Sivapathasundaram B. Shafer's Textbook of Oral Pathology. 5th edition. Elsevier: 2006. p. 52-80.

24. Vastardis H. A genética da agenesia dentária humana: novas descobertas para a compreensão das anomalias dentárias. Am J Orthod Dentofacial Orthop 2000; 117(6): 650-656.

25. Regezi JA, Sciubba JJ, Jordan CK. Patologia oral: Clinical Pathologic Correlations. 4th edition: 2003. p. 367-384.

26. Garvey TM, Barry JH, Blake M. Dentes supranumerários: Uma visão geral da classificação, diagnóstico e tratamento. J Can Dent Assoc 1999;65:612-616.

27. Bargale SD, Kiran SDP. Ocorrência não-sindrómica de microdontia generalizada verdadeira com mesiodens mandibular - um caso raro. Head and Face Medicine 2011;7:7-19.

2 8.Slootweg PJ. Dental Pathology - A practical introduction. Springer-Verlag Berlin Heidelberg: 2007. p. 11-26.

29. Rajeswari MRC, Ananthalakshmi R. Geminação - Um relato de caso e revisão. Jornal Indiano de Medicina Dentária Multidisciplinar 2011;1(6):355-356.

30. Tomazinho FS, Filho FB, Leonardi DP. Ocorrência de cúspide Talon em um incisivo central superior geminado: Relato de caso. Journal of Oral Sciences

2009;51(2):297- 300.

31. Poole AE. Genética. As Clínicas Dentárias da América do Norte. 1975;19(1):3-47.

32. Aldred MJ, Savarirayan R, Crawford PJM. Amelogénese imperfeita: classificação e catálogo para o século XXIst . Oral Diseases. 2003;9:19-23.

33. Cawson RA, Odell EW, Porter S. Cawson's Essential of Oral Pathology and Oral Medicine. 7th edition. Churchill Livingstone: 2002. p. 18-35.

34.Sapp PJ, Eversole LR, Wysocki G P. Contemporary Oral and Maxillofacial Pathology. 2nd edition. Mosby Inc: 2004. p. 1-44.

35. Suri L, Gagari E, Vastardis H. Erupção dentária atrasada: patogénese, diagnóstico e tratamento: Uma revisão da literatura. Am J Orthod Dentofacial Orthop 2004;126:432-45.

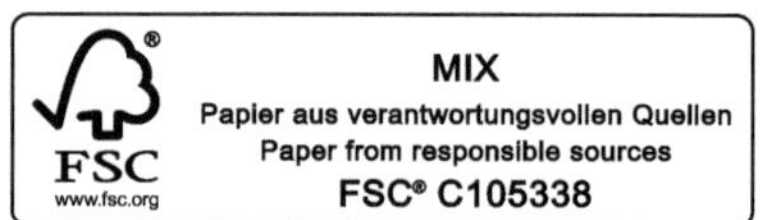

Printed by Books on Demand GmbH, Norderstedt / Germany